中国中医研究院西苑医院 编

第一辑

现代著名老中医名著重刊丛书

钱伯煊

妇科医案

人民卫生出版社

图书在版编目(CIP)数据

钱伯煊妇科医案/中国中医研究院西苑医院编. —北京:人民卫生出版社, 2005. 8
(现代著名老中医名著重刊丛书 第一辑)
ISBN 978-7-117-06966-3

Ⅰ. 钱… Ⅱ. 中… Ⅲ. 中医妇科学-医案-汇编
Ⅳ. R271. 1

中国版本图书馆 CIP 数据核字(2005)第 079358 号

门户网: **www. pmph. com**	出版物查询、网上书店
卫人网: **www. ipmph. com**	护士、医师、药师、中医师、卫生资格考试培训

现代著名老中医名著重刊丛书

第 一 辑

钱伯煊妇科医案

编　　者: 中国中医研究院西苑医院
出版发行: 人民卫生出版社 (中继线 010-59780011)
地　　址: 北京市朝阳区潘家园南里 19 号
邮　　编: 100021
E - mail: pmph @ pmph. com
购书热线: 010-59787592　010-59787584　010-65264830
印　　刷: 北京九州迅驰传媒文化有限公司
经　　销: 新华书店
开　　本: 850×1168　1/32　　**印张:** 4. 625
字　　数: 98 千字
版　　次: 2005 年 10 月第 1 版　2025 年 5 月第 1 版第 21 次印刷
标准书号: ISBN 978-7-117-06966-3/R · 6967
定　　价: 10. 00 元
打击盗版举报电话: 010-59787491　E-mail: WQ @ pmph. com
(凡属印装质量问题请与本社市场营销中心联系退换)

出版说明

秦伯未、施今墨、蒲辅周等著名医家，既熟通旧学，又勤修新知；既提倡继承传统中医，又不排斥西医诊疗技术的应用，在中医学发展过程中起到了承前启后的作用。这批著作均成于他们的垂暮之年，有的甚至撰写于病榻之前，无论是亲自撰述，还是口传身授，或是其弟子整理，都集中反映了他们毕生所学和临床经验之精华，诸位名老中医不吝秘术、广求传播，所秉承的正是力求为民除瘼的一片赤诚之心。诸位先贤治学严谨，厚积薄发，所述医案，辨证明晰，治必效验，不仅具有很强的临床实用性，其中也不乏具有创造性的建树；医话著作则娓娓道来，深入浅出，是学习中医的难得佳作，为近世不可多得的传世之作。

由于原版书出版的时间已久，已很难见到，部分著作甚至已成为学习中医者的收藏珍品，为促进中医临床和中医学术水平的提高，我社决定将一批名医名著编为《现代著名老中医名著重刊丛书》分批出版，以飨读者。其中“第一辑”收录13种名著：

《中医临证备要》　　《施今墨临床经验集》
《蒲辅周医案》　　《蒲辅周医疗经验》
《岳美中论医集》　　《岳美中医案集》
《郭士魁临床经验选集——杂病证治》

《钱伯煊妇科医案》　　　　《朱小南妇科经验选》
《赵心波儿科临床经验选编》《赵锡武医疗经验》
《朱仁康临床经验集——皮肤外科》
《张赞臣临床经验选编》

这批名著原于20世纪60年代前后至80年代初在我社出版，自发行以来一直受到读者的广泛欢迎，其中多数品种的发行量都达到了数十万册，在中医界产生了很大的影响，对提高中医临床水平和中医事业的发展起到了极大的推动作用。

为使读者能够原汁原味地阅读名老中医原著，我们在重刊时采取尽可能保持原书原貌的原则，主要修改了原著中疏漏的少量印制错误，规范了文字用法和体例层次，在版式上则按照现在读者的阅读习惯予以编排。此外，为不影响原书内容的准确性，避免因换算造成的人为错误，部分旧制的药名、病名、医学术语、计量单位、现已淘汰的检测项目与方法等均未改动，保留了原貌。对于犀角、虎骨等现已禁止使用的药品，本次重刊也未予改动，希冀读者在临证时使用相应的代用品。

人民卫生出版社
2005年7月

前　言

钱伯煊老中医，年逾八旬，从事中医工作近60年，对中医学术有较深的造诣，临床经验丰富，治疗效果好，尤长于妇科，在医学界中享有一定声誉。

遵照周总理关于继承老中医学术经验的指示精神，在院党委领导下，我科共同努力整理出《钱伯煊妇科医案》。

本书收集了钱老自1956年来本院以后，与院外协作会诊的妇产科疑难重症，以及在我院妇科病房和门诊治疗中，临床效果显著、有一定参考价值的部分病例。

钱老治疗妇科疾病，重视调补肝、脾、肾，认为妇女经、带、胎、产均与肝、脾、肾三脏有密切关系。在治疗实践中，采取调脾胃、补肝肾之法，多获显效，尤其对保胎和不孕症治疗，效果更著，惜因我院病种所限，钱老的学术经验尚未得以全面发挥。

本医案是取其临床记载较完整的第一手资料，在尊重原意的基础上加以整理，并经钱老亲自审阅、修改而定稿。

限于水平，缺点和谬误之处在所难免，请读者批评指正。

中医研究院西苑医院妇科

1978年2月

目　录

月 经 病

月 经 先 期

月经先期往往由于肝脾两虚。肝藏血，脾统血，肝虚则藏血失司，脾弱则统血无权，于是冲任失调，而致月经先期。治疗方法，以补肝健脾为主，使肝柔脾健，则藏统得司，冲任调节亦能如常。

例一 余某 女 22岁 未婚

初诊：1962年8月4日。月经先期，约20天1次，已有3个月。末次月经于昨日来潮，头晕纳差，舌苔淡黄、根垢边刺，脉象细弦。病由气血不足，冲任失调所致。治以补气养血，兼调冲任。

处方：党参6克 白术6克 山药9克 扁豆9克 炙甘草3克 橘皮3克 木香3克 白芍9克 枸杞子9克 当归9克 炒谷芽12克 大枣3枚 3剂。

二诊：8月7日。行经4天，今日月经已净，惟感头晕，午后头痛，胃纳仍呆，二便如常，舌苔淡黄腻，脉左沉细，右细弦。治以益气以健脾胃，养阴以制亢阳。

处方：党参9克 白术9克 扁豆9克 橘皮3克 清半夏6克 枸杞子9克 生龙骨15克 金樱子9克 磁石15克 白芍9克 菊花3克 炒谷芽12克 5剂。

三诊：8月30日。少腹胀坠，午后低热，微觉畏寒，遍体酸痛，口干，胃纳渐增，舌苔根黄腻、质微红，脉象浮细。近感风邪，营卫不和。宜先祛风邪，和营卫，佐以理气调经。

处方：苏梗6克　荆芥6克　白蒺藜9克　赤芍9克　制香附6克　川楝子9克　青皮6克　泽兰9克　车前子12克(包)　桑枝15克　生姜6克　大枣3枚　2剂。

四诊：9月3日。药后风邪已解，月经于9月1日至，量一般、色红有小血块，腹部胀坠，口干喜饮，头晕少寐，舌苔根黄垢，脉象细弦。治以育阴潜阳。

处方：干地黄12克　白芍9克　川石斛12克　橘皮3克　玉竹9克　枸杞子9克　菊花3克　磁石15克　白术9克　炒谷芽12克　3剂。

另：杞菊地黄丸30丸，早晚各服1丸。

〔小结〕 此例由于气阴两虚，气虚则不能摄血，阴虚则冲任不固，故月经先期。治疗方法，补气以健脾胃，养阴以滋肝肾，使气阴渐复，冲任得固，则月经遂得正常。

例二　聂某　女　42岁　已婚　病历号：45426（广安门医院）

初诊：1962年6月8日。月经先期9年，周期为15～20天，7～12天净，色黑量少。今年2月中旬，劳累后出血，延续3个月之久，量中等，有血块。末次月经5月29日，量中等，6天净。从2月份起，溲少且频。近来神倦腰痛，时觉口干，大便秘结，舌苔微剥、中黄边白，脉沉细而弱。证属气阴两虚，冲任不固，膀胱气化失宣。治以补气阴，强冲任，兼通膀胱气化。

处方：人参6克　白术6克　炙甘草3克　干地黄12克　白芍9克　狗脊12克　川断12克　阿胶12克　艾叶3克

车前子12克（包）　小茴香3克　琥珀末1.5克（冲服）　6剂。

二诊：6月30日。月经于6月25日来潮，仅提前4天，量少色红，腹胀腰酸，宵来失寐，小溲仍少，舌苔薄白中剥、边有齿痕，脉象沉细。现在经后，治以补脾益肾，疏肝宁心。

处方：人参6克　白术9克　茯苓9克　炙甘草3克　木香4.5克　大腹皮9克　橘皮6克　小茴香3克　炒枣仁12克　远志6克　桑寄生12克　生杜仲9克　5剂。

三诊：7月17日。月经先期8天，今日来潮，量少，头痛腰酸，腹冷便溏，小溲频数，舌苔薄白、中微剥，脉象沉细。治以补气养血，佐以温阳。

处方：党参9克　白芍9克　熟地12克　白术9克　狗脊9克　木香3克　小茴香3克　炙甘草3克　菟丝子9克　艾叶4.5克　炮姜炭6克　川断12克　5剂。

四诊：11月9日。上方连服3月余。近2月来，月经已基本按月来潮，本次月经11月5日来潮，2天净，量少，舌苔薄黄中剥，脉细微数。治以补脾肾，强冲任。

处方：党参9克　炙甘草6克　白术9克　橘皮3克　川石斛12克　川断12克　狗脊12克　菟丝子9克　大腹皮9克　鹿角胶9克　3剂。

〔小结〕　此例属于月经先期，兼有经漏达3月之久，主要病因，由于脾气虚弱，失其统摄之司，以致月经先期，故重用补气健脾之法治疗。盖扶脾为益血之源，旨在脾气健旺，而能统血，则月经自调。

例三　王某　女　15岁　未婚

初诊：1976年1月23日。月经先期，周期15～20

天，7天净，量较多，色鲜红，有血块。末次月经于1月9日来潮，5天净，平时夜寐多梦，舌苔薄白腻，脉细滑数。病因由于心脾两虚，冲任不固。治以补心脾，固冲任。

处方：党参12克　白术9克　茯苓12克　炙甘草6克　女贞子12克　山药12克　生牡蛎15克　白芍9克　麦冬9克　大枣6枚　6剂。

二诊：2月12日。上方服12剂，月经周期得以正常，于2月7日来潮，量较前略少，今日行经第5天，将净。曾于经前1周，鼻衄1次，出血不多，有时心慌，舌苔薄白腻、边有齿痕，脉细微数。治以补气健脾，养阴清热。

处方：党参12克　白术9克　茯苓12克　甘草6克　地黄12克　白芍9克　山药12克　麦冬9克　女贞子12克　生牡蛎15克　6剂。

三诊：2月19日。末次月经2月7日来潮，7天净，量较前稍见减少，心慌亦见好转，夜寐依然梦多，舌苔薄腻、边有齿痕，脉左软数，右软滑。治以健脾，宁心，益肾。

处方：党参12克　白术9克　茯苓12克　甘草6克　地黄12克　白芍9克　山药12克　麦冬9克　女贞子12克　夜交藤12克　6剂。

四诊：3月1日。服上药后，诸恙均见减轻，舌苔黄腻、边有齿痕，脉象软数，仍从前法。

处方：党参12克　茯苓12克　麦冬9克　甘草6克　地黄15克　生白芍12克　生龙骨15克　生牡蛎15克　山药12克　女贞子12克　大枣6枚　6剂。

五诊：5月7日。经服上药后，月经周期已能正常，上次月经3月17日来潮，7天净。末次月经4月14日来潮，8天净，量较多，色正常。最近5天中，鼻衄3次，量较多，自觉月经周期规律时，即有鼻衄，不规律时，则无鼻衄，即感乳房胀痛，白带较多，舌苔薄腻、边有齿痕，脉细弦数。治以补气养阴，佐以清热。

处方：党参12克　麦冬9克　山药12克　地黄15克　白芍9克　丹皮9克　女贞子12克　生牡蛎30克　贯众12克　仙鹤草12克　9剂。

六诊：5月21日。此次月经延期7天，于5月20日来潮，量多色正，腹痛腰酸，经前乳胀，舌苔薄白，脉细。治以健脾，疏肝，益肾。

处方：党参15克　白术9克　茯苓12克　炙甘草6克　山药15克　旋覆花6克（包）　橘皮6克　白芍12克　川断12克　桑寄生12克　9剂。

〔小结〕　此例属于月经先期，主要原因由于心脾两虚，冲任不固，故治法以补心脾，固冲任。服药后，月经得以正常，惟经前又见鼻衄，此系阴虚有热，血热易于妄行，故治法以补气健脾，养阴清热。继后鼻衄屡作，如无鼻衄发现，即感乳房胀痛，此系阴虚肝旺。气火偏胜，气逆则乳房胀痛，阴虚血热则鼻衄。最后月经转为后期，量较多，症见少腹痛、腰酸、经前乳胀等。盖月经量多，由于脾虚不能统血；少腹痛、经前乳胀，为肝失疏泄，气失调达所致。腰为肾之府，肾虚则腰酸。综合以上症状，为肝、脾、肾三经同病，故用补气以健脾、疏肝以理气、养阴以益肾之法为治，使脾健可以统血，肝调可以疏泄，肾强则肝有所养。如此则诸恙得安，达到治愈之目的。

月经后期

月经后期，有虚有实，在临床上常见者，往往属于实证居多。其病因由于肝郁气滞，气为血帅，气滞则血亦滞，于是冲任失调，而致月经愆期。治法以疏肝解郁为主，佐以养血调经，使气行则血亦行。如属虚证，其病因由于气血两虚，冲任失养，血海无余，不能按期而至。治法以补气血以滋冲任。虚实两证，如兼有寒凝，佐以温经，如兼有瘀阻，佐以化瘀。通过辨证，分清虚实，灵活运用，如此则月经才能得到自调。

例一 狄某 女 29岁 已婚 病历号：027928（广安门医院）

初诊：1959年6月2日。月经不调已14年，15岁初潮，月经不规律，周期3个月，15天净，血量多，下腹痛，曾经治疗过一个阶段，月经较规律，于26岁曾流产2次，均是3个多月，以后月经又不规律至今。现月经周期45天~4个月，5天净，经前乳房胀痛，腹胀，泛恶呕吐，纳差，经后稍减，末次月经5月18日，舌苔薄白、中根微垢，脉象细弦。病属肝胃不和，气失调达，气滞则血亦滞。治法以疏肝和胃，以舒气化，方用逍遥散加减。

处方：当归9克 白芍9克 柴胡6克 白术6克 茯苓9克 炙甘草3克 薄荷3克 制香附6克 川楝子9克 橘皮3克 6剂。

二诊：7月7日。经用疏肝调气之法，乳房胀痛已愈，月经逾期2周未至，经常泛恶，舌苔薄腻、中微剥，脉象细弦。治以养血调经，兼和肝胃。

处方：生地黄12克 当归9克 赤芍9克 川芎6克

丹皮9克　丹参9克　制香附6克　川楝子9克　茺蔚子9克　泽兰9克　橘皮3克　清半夏6克　6剂。

另：八珍益母丸16丸，早晚各服1丸。

三诊：8月18日。月经2月余未至，后于7月26日来潮，持续5天，腹痛难忍，至排出肉样物后痛势得减，血量较多，色红无块。现月经已过，仍时有泛恶干呕，腹部隐痛，舌苔薄白微垢，脉左沉细，右沉弦。肝气上逆，胃气不和，治以疏肝和胃。

处方：当归9克　白芍9克　柴胡6克　白术6克　茯苓9克　炙甘草3克　薄荷3克　制香附6克　橘皮3克　小茴香3克　川楝子9克　5剂。

四诊：8月25日。经期将临，少腹作胀，舌苔薄黄尖刺，脉左细弦，右沉弦。治以养血理气，兼调冲任，佐以化瘀。

处方：生地黄12克　当归9克　白芍9克　川芎6克　制香附6克　川楝子9克　丹皮9克　乌药6克　生蒲黄6克　五灵脂12克　泽兰9克　莪术6克　6剂。

五诊：9月8日。上次月经于7月26日来潮，此次月经逾期8天，于9月3日来潮，持续4天净，腹部痛胀明显减轻，乳房未胀，腰亦不酸。经净时仍泛恶欲吐，舌苔薄白、中微黄，脉左细弦，右沉弦。治以益气血，调冲任。

处方：八珍益母丸14丸，每晚服1丸。

患者此次经后，一直以养血调气之法为治，但月经逾期不至，于11月中旬，查尿青蛙试验，2次均阳性，以后又用养肝肾、和脾胃之法，用千金保孕丸、归芍六君汤加减，调治至妊娠5个月，后于1960年6月足月顺产。

〔小结〕 此例属于月经后期，病因主要在肝，盖肝失疏泄，气失条达，气滞则血亦滞，故月经后期。治疗方法以养血疏肝，兼调脾胃，使气血调和，月经渐得正常，故能怀孕。

例二 姚某 女 35岁 已婚

初诊：1976年5月13日。月经后期，周期45～50天，1天即净，量少色黑，经期少腹寒痛，腰部作痛，月经于4月13日来潮，3天净。目前症状头晕，耳鸣，少寐，舌苔薄白、边有齿痕，脉象沉细。病属肝气逆，肾阳虚，寒瘀凝滞。治以疏肝益肾，温经化瘀。

处方：熟地12克 当归12克 川芎6克 赤白芍各9克 制香附6克 肉桂3克 桃仁9克 鸡血藤12克 生蒲黄6克 川断12克 9剂。

二诊：6月11日。上方服1剂，当晚月经即来潮，1天净，量少色正，痛经减轻。现在经前，乳房胀痛，神疲乏力，午后躁热出汗，舌苔淡黄腻、质绛有刺，脉象沉细。治以养血平肝，理气化瘀。

处方：地黄12克 当归12克 白芍9克 川芎6克 丹参12克 丹皮9克 桃仁9克 制香附6克 鸡血藤12克 牛膝9克 9剂。

三诊：7月5日。末次月经于6月11日来潮，1天净，量少色正，下腹痛轻，平时带多，头晕目花，神疲乏力，胃纳较差，舌苔淡黄腻、尖刺边有齿痕，脉象细软。治以养血疏肝为主，佐以和胃止带。

处方：地黄12克 白芍9克 当归12克 川芎6克 丹参12克 橘皮6克 鸡血藤12克 牡蛎15克 制香附6克 牛膝9克 9剂。

〔小结〕 此例属于月经后期，兼有痛经，主要原因由于肝气逆，肾阳虚，寒瘀凝滞，故治法以疏肝益肾，温经化瘀。服药后，寒瘀得化，故月经能按期而至，腹痛亦减。但血量仍少，平时带多。此系肝藏血虚，冲任失滋，故再养血以滋冲任为治。

月经先后无定期

月经先后无定期，主要原因由于肝脾两虚，冲任失调。肝主藏血，脾主统血，如脾虚不能统血，则月经先期；若肝虚则血无以下注于冲脉，故月经后期，治疗方法，应当补肝脾，调冲任，使藏统渐复，则冲任得调，月经自能正常。

例一 廖某 女 38岁 已婚

初诊：1976年3月22日。月经先后无定期，周期23～37天，12天始净，量多，色黑红夹有白带，且有血块，经期少腹胀痛，腰痛，末次月经于2月19日来潮，12天净。平时胸背作痛，少腹左侧胀痛，带多，色黄气秽，大便干结，舌苔薄黄腻、中剥边尖刺，脉象细软。病属脾气弱，肝气逆，肾阴虚。治以健脾疏肝益肾，佐以化瘀止血。

处方：党参12克 茯苓12克 山药12克 旋覆花6克（包） 地黄15克 生白芍12克 生牡蛎30克 昆布12克 贯众15克 佛手6克 6剂。

另：三七末18克，如经行量多，早晚各加服1.5克，开水送下。

二诊：4月9日。月经于3月23日来潮，经量明显减少，少腹及腰部隐痛，平时带下仍多，色黄气秽，面浮目肿，气短胸痛，足跟胀痛，大便偏干，2～3日1行，舌苔淡黄中剥，脉象细软。仍从前法，兼清下焦湿热。

处方：党参12克　茯苓12克　山药12克　黄柏6克　知母9克　昆布12克　海藻12克　旋覆花6克（包）　川断12克　贯众12克　6剂。

三诊：4月16日。服上方后，诸恙均见减轻。现在经前，神疲乏力，舌苔黄中剥，脉象细软。治以补气养阴，兼顾冲任。

处方：党参12克　麦冬9克　生地15克　白芍9克　阿胶珠12克　生牡蛎30克　川断12克　桑寄生15克　贯众15克　椿根皮12克　9剂。

四诊：5月3日。服上方9剂，月经于4月20日来潮，4天净，量中等，色转正常，下腹痛减。此次经期感冒，头痛，胸背隐痛，食后腹胀，晨起下腹作胀，舌质绛、中微剥、边尖刺，脉左细右软。目前感冒未净，治先祛风清热，兼调肝脾。

处方：桑叶9克　薄荷6克　枳壳6克　桔梗6克　生甘草6克　茯苓12克　扁豆9克　橘皮6克　木香6克　旋覆花6克（包)3剂。

〔小结〕　此例属于月经先后无定期，量多，兼有痛经，主要原因由于脾气弱，肝气逆，肾阴虚，故治法以健脾疏肝益肾。因为月经量多，经前再加三七末，以化瘀止血，月经明显减少。复诊时发现黄带气秽，则从前法中，再清下焦湿热，最后月经渐调，血量亦少。但旧恙除而新病又至，故治法先以祛风清热，兼调肝脾。

凡治月经先后无定期，必先从调治肝脾着手。因肝主藏血，脾主统血。肝脾不调，则失其藏统之司，肝脾协调，则经候自能复常。

例二　杨某　女　24岁　未婚

初诊：1976年1月30日。初潮14岁，月经正常。从1970年开始，月经不调，有时闭经，去年1月、8月、11月，行经3次，6天净。现又闭经2月余，下腹作痛，舌苔薄白、边有红刺，脉象细软。病属气血两虚，冲任失调。治以补气血，调冲任。

处方：党参12克　茯苓12克　生地黄15克　当归12克　白芍9克　泽兰12克　茺蔚子12克　桃仁9克　鸡血藤12克　生牛膝9克　12剂。

二诊：2月16日。上药服9剂，月经于2月13日来潮，色量正常，今日未净，少腹未痛，夜来少寐，舌质红有刺，脉象细软。治法以补气养阴，佐以安神。

处方：党参12克　麦冬9克　茯苓12克　夜交藤12克　生地黄12克　白芍9克　远志6克　灯心1.8克　6剂。

〔小结〕　此例属于月经先后无定期，主要病因由于气血两虚，冲任失调，故治法以补气血，调冲任，使月经自调，才能如期来潮。

例三　李某　女　21岁　未婚

初诊：1976年2月18日。去年六月开始经闭，同年11月、12月，注射黄体酮后能来潮，但量不多。今年1月18日及23日，阴道偶见出血，色黑。现头晕胸闷，情志急躁，带多便干，舌苔前半薄腻、根黄垢、边尖刺，脉象细迟。病因血虚气滞，冲任失调。治以养血理气，活血调经。

处方：当归12克　赤白芍各9克　川芎6克　制香附6克　郁金6克　桃仁9克　茺蔚子12克　泽兰12克　鸡血藤15克　生牛膝9克　6剂。

二诊：2月26日。月经尚未来潮，腰腿酸痛，两胁胀痛，食后尤甚，胸闷气短，情绪烦躁，大便干结，舌苔薄白、质红有刺，脉左细，右细弦。治以养血活血，调气通经。

处方：当归12克　赤芍9克　川芎6克　郁金6克　桃仁12克　红花3克　莪术6克　制香附6克　木香6克　鸡血藤15克　6剂。

三诊：3月11日。服上药后，月经于3月3日来潮，3天净，量少色红，心慌胸闷，下腹作胀，腰腿酸痛，舌苔薄腻、边尖刺，脉象细迟。治以养血宁心，疏肝益肾。

处方：地黄12克　当归9克　白芍9克　川芎3克　远志6克　制香附6克　郁金6克　橘皮6克　丹参9克　桑寄生15克　6剂。

〔小结〕　此例属于月经先后无定期，主要病因为血虚气滞，冲任失调所致，故治法以养血理气，活血调经。复诊时月经仍闭，故调气活血之药加重，使其气调血行，于三诊月经自然来潮。

月经量多

月经过多，往往由于肝肾两虚，心脾又弱，冲任损伤，未能控制经血，故经行量多。治疗方法，以补肝肾，益心脾，强冲任；如偏于气虚不能摄血，当重于补气，使气旺而能摄血，血亦可以归经，此乃气能生血之义。如此则肝肾得滋，心脾得养，冲任损伤亦能渐复。此为治本之法。

病例　刘某　女　36岁　已婚　病历号：37034（广安门医院）

初诊：1961年9月18日。月经过多已23年，13岁初潮开始，月经即过多，一般7～8天净，多则顺腿流，有大血块，经前腰腹俱痛，经期烦躁不安，面色苍白，头晕乏力，浮肿溲频。平时背脊酸痛，天阴尤甚，舌苔薄白中剥，脉沉弦尺弱。病因肝肾两虚，心脾又弱，冲任不固。治以补肝肾，益心脾，固冲任。

处方：当归9克　白芍9克　干地黄12克　山药9克　白术9克　枸杞子9克　桑寄生12克　龟甲胶12克　鹿角胶12克　远志6克　夜交藤9克　枣仁9克　扁豆衣9克　6剂。

二诊：9月25日。浮肿稍退，小溲仍频，腹部尚舒，舌苔薄白中剥，脉左细软，右细弦。治以补脾肾，强冲任为法。

处方：黄芪9克　党参9克　白术9克　山药9克　阿胶12克　枣仁9克　鹿角胶9克　扁豆9克　艾叶3克　干荷蒂6克　远志6克　6剂。

三诊：10月5日。月经将至，今感腰酸腿软，寐差，溲频，舌苔中黄腻且剥，脉左沉细，右细弦。仍从前法，更进一步。

处方：红人参6克　白术9克　干地黄12克　当归9克　艾叶6克　阿胶12克　覆盆子9克　五味子6克　金樱子9克　狗脊12克　升麻4.5克　生牡蛎15克　桑螵蛸12克　6剂。

四诊：10月12日。月经于10月6日来潮，量较原来减少三分之二，色红，血块亦少，3天后月经明显减少，现尚未净，舌苔薄黄腻，脉左沉细、右细弦。治以补气血，摄冲任。

处方：红人参6克　白术9克　干地黄12克　当归9克　白芍9克　阿胶12克　五味子9克　覆盆子9克　升麻3克　生牡蛎15克　赤石脂15克　乌贼骨12克　棕炭9克　狗脊

12克　6剂。

〔小结〕 此例属于月经过多，由于心脾两虚，肝肾又亏，冲任损伤。治疗方法主要在于固本，故重用人参大补元气，使气能摄血，血能归经，气旺自能生血，则心脾肝肾得以滋养，冲任亦能得强，久病逐渐向愈。

崩　漏

崩漏主要原因，往往由于劳伤气血，损伤冲任，或中气下陷，或阴虚阳搏，或血热妄行。钱老对此病的治法，在崩冲之际，主要以补气养阴，固摄冲任。血止之后，采用益心脾，补肝肾。因冲任两脉隶属于肝肾，但统摄之权在于心脾，心主血，脾统血，肝藏血，肾藏精，因此心、脾、肝、肾对冲任有着密切的关系，也有相互的影响。在临诊时必须详细辨证，进行施治，才能达到治愈之目的。

例一　任某　女　19岁　未婚　病历号：46184（广安门医院）

初诊：1962年6月28日。主诉月经不调，流血过多，已逾5年。14岁初潮开始，月经即不规律，周期7～10天，量多，多时顺腿流，少腹痛甚且胀。16岁时适值经期参加剧烈运动后，月经量更多，出血持续50余天，后刮宫血止，行人工周期，月经比较规律。近3年来，大出血3次，前2次仍采用刮宫止血，此次流血50余天，曾服中药汤剂、云南白药、三七粉、注射止血针等均无效。现头晕心悸，面色㿠白，心烦自汗，纳差口渴，腰酸疲乏，舌苔淡黄腻、中微剥、尖刺，脉象细数。此症由于素体肾气虚弱，又复经期努力伤气，遂致崩漏不止。血去过多，气阴更耗。治以补气养阴，固摄冲任，故先采用补中益气汤加减。

处方：炙黄芪15克　人参6克　白术9克　炙甘草6克　升麻3克　生地12克　白芍9克　阿胶12克　赤石脂15克　禹余粮15克　生牡蛎15克　河车粉3克（冲服）　8剂。

二诊：7月7日。服上药3剂血止，后又连服5剂，头晕心悸气短减轻，口干喜饮，舌苔白稍腻、质淡、尖红刺，脉细滑数尺弱。再从前法加减。

处方：黄芪15克　炙甘草6克　升麻3克　大生地12克　白芍9克　阿胶12克　生牡蛎15克　赤石脂15克　禹余粮15克　川石斛12克　河车粉3克（冲服）　6剂。

三诊：7月28日。头部痛晕渐平，时觉目眩，舌苔根薄白、质淡、中微裂，脉左细微滑、尺沉细、右细弦微数。证属气阴两虚，脾肾尤亏。治以补气阴，强脾肾，以固冲任。

处方：党参9克　白术9克　炙甘草3克　山药9克　熟地12克　萸肉6克　阿胶9克　艾叶4.5克　生杜仲9克　川断12克　女贞子9克　禹余粮15克　6剂。

另：河车粉90克，每日3克，分2次服。

四诊：9月14日。月经于9月14日来潮，量多，状如小便，不能控制，色鲜红，夹有少许血块，少腹冷痛，口干腰酸，舌苔薄白腻、中裂，脉象细数。证属气阴重伤，冲任不固。治以益气养阴，固摄冲任。

处方：人参6克　白术9克　炙甘草3克　熟地12克　白芍9克　阿胶12克　艾叶4.5克　龟甲胶12克　赤石脂15克　禹余粮15克　生龙骨15克　生牡蛎15克　乌贼骨15克　河车粉3克（冲服）　仙鹤草9克　7剂。

五诊：9月20日。药后出血止，经行9天，精神尚好，略感头晕目花，口干，舌苔薄黄腻，脉象细数。病延日久，流血过多，气血两虚。治以补气血，强冲任。

处方：人参归脾丸10丸，每晚服1丸。

河车粉30克，早晚各服1.5克。

六诊：9月29日。精神渐振，余无不适，舌苔中裂、根黄腻，脉细微数。治以补肝肾，固冲任。

处方：地黄12克　白芍9克　女贞子9克　沙苑子9克　桑寄生12克　龟甲胶6克　生龙骨15克　生牡蛎15克　砂仁1.8克　橘皮3克　夜交藤12克　6剂。

另：河车粉30克，早晚各服1.5克。

七诊：10月13日。近3天来，阴道流水样分泌物，量多，腰酸溲频，舌苔薄黄、中裂，脉象细弦。气阴两虚，冲任不固。仍守前法加减。

处方：地黄12克　白芍9克　女贞子9克　金樱子9克　桑螵蛸12克　川断12克　生牡蛎15克　制香附6克　阿胶珠9克　橘皮3克　6剂。

另：河车粉30克，早晚各服1.5克。

八诊：10月23日。月经于10月20日来潮，量中等，色红，腰酸减轻，腹部尚舒，小溲仍多，舌苔薄黄、中裂，脉象细弦。仍从前法加减。

处方：地黄12克　白芍9克　女贞子9克　金樱子9克　桑螵蛸12克　川断12克　生牡蛎15克　阿胶珠9克　橘皮3克　赤石脂15克　禹余粮15克　6剂。

九诊：10月26日。此次行经5天净，色量正常，今日又夹感冒，头痛，咽喉干痛，舌苔薄黄、中裂，脉象细数。拟急则治标，先祛风热。

处方：银翘解毒丸4丸，每日上下午各服1丸。

〔小结〕 此例属于崩漏，病因由于素体先天不足，肾气又弱，冲任调节失常，遂时崩时漏，病逾5年，以致气阴虚损已甚。故治法以大补元气，使气旺而能摄血；后以补脾肾，固冲任，继再补肝强肾，兼摄冲任。治疗4个月，得到逐渐向愈。

例二 宛某 女 17岁 未婚 病历号：47257（广安门医院）

初诊：1962年8月18日。月经过多已3年，14岁月经初潮时，参加剧烈运动，遂致月经淋沥不止，持续5个月之久，尔后又复停经5个月复来，周期40～60天。末次月经7月5日，量多，下大血块，头晕目花，心慌失眠，倦怠无力，口干纳差。流血20天时，曾服补气养血止血之剂，出血至今已43天，仍未得止。面色苍白无神，舌苔薄白尖刺，脉细微数。此症由于劳伤气血，损伤冲任，不能约制经血，病久气血两虚，当防暴下而致气从血脱。急以大补元气，固摄冲任。

处方：朝鲜人参6克 白术6克 山药9克 炙甘草3克 熟地12克 萸肉6克 菟丝子9克 五味子6克 乌梅炭6克 生龙骨15克 禹余粮15克 赤石脂15克 伏龙肝30克（煎汤代水） 6剂。

另：河车粉9克，早晚各服1.5克。

二诊：8月24日。药后，次日血止，诸恙悉减，舌苔薄白、尖刺，脉细微数，药既应病，仍从前法加减。

处方：红人参6克 白术6克 山药10克 炙甘草3克 熟地12克 萸肉6克 五味子6克 赤石脂15克 禹余粮15克 6剂。

三诊：8月30日。症状日见好转，舌苔薄白，脉象细软，治以补气养阴。

处方：人参6克　白术6克　山药9克　炙甘草3克　熟地12克　萸肉6克　五味子6克　阿胶12克　生牡蛎15克　白芍9克　6剂。

四诊：9月6日。月经于8月24日来潮，量稍多，4日后血量渐少，8天净，舌苔薄白，脉象细软。病渐好转，仍从前法。

处方：人参6克　麦冬9克　五味子6克　熟地12克　白芍9克　生牡蛎15克　阿胶12克　山药12克　女贞子9克　5剂。

另：河车粉60克，每日早晚各服1.5克。

以后月经按期来潮，色量正常，余无不适。

〔小结〕　此例由于月经初潮，参加剧烈运动，以致冲任损伤，经血淋漓，持续5个月之久，于是气血虚损。故治法以大补气血为主，使气能摄血，冲任得固，月经渐趋正常。此为治本之法。

例三　孙某　女　24岁　已婚　病历号：3297（广安门医院）

初诊：1958年3月26日。近6年来月经不规律，周期8～15天，持续时间延长，10～20天净，前10余天量少，色淡红，后4天量稍多，有小血块。23岁结婚，未孕，末次月经3月6日来潮，至3月21日净。腹部微痛，纳食、二便正常，舌苔薄腻、中微光剥，脉左沉细、右沉弦。此症由于出血过久，气血两虚，冲任固摄无权。治法以补气养血，固摄冲任。

处方：补中益气丸180克，每晨服6克。

人参归脾丸180克，每晚服6克。

二诊：6月21日。患者服药后，于4月8日来月经，14 天净。又服十全大补丸及人参归脾丸，于5月5日来月经，持续15 天净。6 月 4 日又来月经，持续 18 天净。纳食睡眠尚可，大便干结，舌苔薄白，脉象沉弦。治以补气养血，兼摄冲任，方用圣愈汤合胶艾汤加味。

处方：党参9克　蜜炙黄芪15克　熟地12克　当归9克　白芍9克　川芎3克　艾叶3克　阿胶珠12克　炙甘草3克　龟甲15克　5剂。

三诊：10 月 30 日。患者近4 个月来，始初服补气养血丸剂，并无好转，后改服汤剂，月经应期而至，持续时间缩短，9～10 天净。近 2 日，感下腹稍痛，纳食、睡眠、二便均正常，舌苔薄白，脉象左细右弦。治以补肝肾，强冲任。

处方：左归丸240克，早晚各服6克。

患者以后一直以补心脾、滋肝肾之法，服人参归脾丸及左归丸治疗。于 11 月 6 日来月经，持续 8 天净。12 月 17 日来月经，持续6天即净。以后未来月经，于1959 年2 月妊娠。

〔小结〕 此例由于漏下日久，气血两虚，冲任又伤。治疗方法，以补气血为主，固冲任为辅，以丸剂、汤剂并进，使气血渐复，冲任渐固，调治以来，月经渐趋正常，后即怀孕。

例四　王某　女　36岁　已婚

初诊：1974 年1 月31 日。患者于1973 年11 月8日出差，因劳累而引起阴道出血，量多，持续时间长，在某医院治疗无效。回北京后，又在某医院住院治疗，血量虽见减少，但持续 84 天，仍未得止。今日来院初诊，现阴道出血量少，色赭，少腹胀痛，心悸乏力，面浮肢肿，口渴不欲饮，大便偏干，舌苔薄白腻，脉象沉细。治以疏肝清热，健脾宁心。

处方：柴胡6克　白芍9克　丹皮6克　黄芩6克　生龙骨15克　生牡蛎15克　党参12克　白术9克　茯苓12克　薄荷3克　麦冬9克　9剂。

二诊：2月18日。服上方13剂，心悸乏力好转，阴道出血仍不止，色黯红，曾于2月2日因劳累后，于9日、15日2天，血量加多，面浮肢肿依然，耳鸣咽干，夜寐梦多，腹胀觉凉，大便正常，舌苔淡黄尖刺、边有齿痕，脉象沉细。证属心脾两虚，冲任又伤。治以补心脾，强冲任。

处方：党参12克　茯苓12克　山药12克　熟地12克　麦冬9克　丹皮9克　荆芥炭6克　生牡蛎18克　白芍12克　茜草根9克　木香6克　赤石脂15克　8剂。

三诊：2月28日。服上方6剂，阴道出血于2月24日得止（共出血108天），面浮肢肿，晨起为甚，耳鸣减轻，夜寐尚可，口干，食后胃痛，手指发麻，舌质红尖刺、边有齿痕，脉象沉弱。脾肾两虚，肝胃不和。治以补脾肾，和肝胃。

处方：党参12克　茯苓12克　山药12克　麦冬9克　白芍12克　木香6克　川断12克　桑寄生15克　木瓜6克　生牡蛎15克　旋覆花6克（包）　12剂。

〔小结〕　此例由于心脾两虚，冲任损伤，以致藏统失司，而漏下日久。初诊时，兼有肝逆现象，故治法先以疏肝清热、健脾宁心为治，后以健脾益肾、固摄冲任之法，继后再以补脾肾、和肝胃调治。经治疗月余，持续108天之崩漏，得以渐止。患者又于1975年1月8日，因行经时间较长，又来复诊，据述自1974年2月

28 日后，月经周期正常，血量较少，行经时间尚要 10～11 天净，又再用前法加减，治疗 4 个月，月经周期得准，行经 4 天即净，达到基本正常。

例五 从某 女 25 岁 未婚

初诊：1976 年 2 月 23 日。末次月经 1 月 28 日来潮，5 天净，量色正常，净后 3 天，阴道淋沥出血，量少色褐，至今 17 天未止，主诉春节劳累失眠引起，余均如常，舌苔中剥尖刺，脉象细弦。病属劳伤心脾，冲任不固。治以补心脾，固冲任。

处方：党参 15 克 白术 9 克 茯苓 12 克 玉竹 12 克 阿胶珠 12 克 生白芍 12 克 麦冬 9 克 夜交藤 12 克 五倍子 3 克 侧柏炭 12 克 6 剂。

二诊：3 月 4 日。服药 3 剂后，阴道出血于 2 月 26 日得止，后又出血 1 天。现无不适，舌苔薄腻、边尖刺，两边略有齿痕，脉象细弦。治以补心益肾。

处方：党参 15 克 白术 9 克 茯苓 12 克 玉竹 12 克 地黄 15 克 生白芍 12 克 阿胶珠 12 克 生牡蛎 15 克 麦冬 9 克 侧柏叶 12 克 6 剂。

三诊：4 月 5 日。阴道出血净后 1 周，月经于 3 月 4 日又来潮，5 天净，量中等，色正常，下腹隐痛，月经净后 7 天，阴道又淋沥出血，7 天始净，现小便频数，余均如常，舌根黄腻、中剥边尖刺，脉象细弦，仍从前法。

处方：党参 12 克 茯苓 12 克 山药 12 克 制香附 6 克 黄芩 6 克 地黄 12 克 白芍 9 克 阿胶珠 12 克 麦冬 9 克 覆盆子 9 克 6 剂。

四诊：4 月 15 日。此次月经延期九天，于 4 月 13 日来潮，今日行经第 3 天，量中等，于 4 月 5 日感受外邪，至今未愈，舌苔薄白、边尖刺，脉细微浮，治当先祛风热，兼顾冲任。

处方：桑叶9克　薄荷3克　荆芥6克　桔梗6克　生甘草6克　杏仁12克　丹皮9克　橘皮6克　益母草12克　6剂。

〔小结〕　此例属于漏症，病属劳伤心脾。心主血，脾统血，心脾受伤，失其主宰统摄之权，以致月经淋漓不止，故治法以补益心脾为主，兼固冲任，继后症状，有下腹隐痛、小溲频数，此系血不养肝，肝不敛气，则下腹隐痛，肾虚则封藏不固，于是小溲频数，故治法以补心脾，益肝肾，最后因又挟外邪、又值经行，故治法先祛风热，兼顾冲任。此后未来复诊。于本年10月去信访问，回信云：月经于4月13日来潮，5天净，之后月经从此正常。由此可见，此症原因，主要在于心脾，其次在于肝肾，若能使心强脾健，肝柔肾固，四经功能恢复，则病亦自能向愈。

闭　　经

钱老在治疗闭经方面，主要以益心脾、补肝肾、调冲任立法，疗效尚好。因为月经不来，乃“血病也”，而心、脾、肝、肾与血关系密切。《素问·阴阳别论》谓:“二阳之病发心脾，有不得隐曲，女子不月。”二阳指阳明大肠及胃也。胃为仓廪之官，主纳水谷，此病由于心脾所发，忧思善虑，伤及心脾，心不生血，脾失健运，胃不受纳，故谓胃病发于心脾也。由于纳谷衰少，无以化生精微灌注经脉，而血脉遂枯，月事不得以时下，因此可见心脾与经闭有很大关系。但此症也有在于肝肾，因肝为藏血之脏，又主疏泄，若藏血不足、疏泄失常，遂致血虚气滞而致闭经。肾藏精，月经之源，全赖肾精以施化。若肾精乏，无以濡养肝脏，肝不藏血，无以下注于血海，血海空虚，遂致月经不至。因此，肝肾于闭经也有一定的影响。

例一 张某 女 23岁 未婚

初诊：1971年6月29日。闭经半年。末次月经于去年12月份来潮，量少色褐。以前月经周期为30～60天，8天净，量中等，有痛经，经前腰酸，曾服己烯雌酚、当归浸膏片、白凤丸、艾附暖宫丸等均无效。现感腰痛，少腹寒痛，白带量多气味腥，舌苔淡黄腻、中裂尖刺，脉细软尺弱。脉症参合，此属先天肾虚，又因劳倦伤脾，不能运化水谷而生精微，于是营血不足，无以下注于冲脉，冲为血海，血海空虚，而致经闭。治法以补肝益肾，理气调经。

处方：茯苓12克 山药12克 当归12克 川芎6克 赤白芍各9克 制香附6克 牛膝9克 焦三仙12克 川断12克 桑寄生12克 8剂。

二诊：7月13日。停经半年，服上方8剂，月经于7月9日来潮。今日未净，量多，色始黑后红，经前腹痛，舌苔淡黄、中裂尖刺，脉象细软。月经已行，仍从前法加减。

处方：茯苓12克 木香6克 山药12克 川断12克 桑寄生12克 艾叶3克 乌药6克 当归9克 制香附6克 郁金6克 8剂。

三诊：10月4日。8月份月经错后来潮，经期腹痛。9月份月经先期10天，于9月12日来潮，6天净，量少。9月28日月经又行，2天净，色褐，腰酸，口渴思饮，舌苔黄腻、边尖红，脉象细软。自服补肝益肾、理气调经之剂，月经能自动来潮，但最近2次，经行先期，此乃病久阴虚血热，以致血热妄行，治以养阴清热。

处方：地黄15克 白芍9克 丹皮9克 女贞子12克 旱莲草12克 白薇9克 川断12克 枸杞子12克 藕节12克 茅根30克 6剂。

四诊：11月19日。服养阴清热之药6剂，月经周期已得正常，于10月29日来潮，6天净，量中色红，有小血块，下腹冷痛，有时腹胀，腰酸，大便晨稀，舌苔白腻微黄、中裂尖刺，脉左软、右细弦。病情虽有所好转，但脾肾两虚，下焦寒凝。治以健脾补肾，佐以温经。

处方：白术9克 茯苓12克 木香6克 赤白芍各9克 山药12克 五味子6克 川断12克 桑寄生12克 艾叶6克 制首乌12克 8剂。

另：八珍益母丸20丸，每早服1丸。

艾附暖宫丸20丸，每晚服1丸。

〔小结〕 此例由于脾肾两虚，营血不足，冲任失养，血海空虚，而致经闭，故先用补肝益肾，理气调经之法，后因转为月经先期，故用养阴清热为治，最后月经渐复正常，但因便稀腰痛，下腹寒痛，再用健脾补肾，佐以温经，治疗将及半年，得以痊愈。

例二 乔某 女 成人 已婚

初诊：1971年4月1日。闭经3个月，结婚10年未孕，以往月经周期为1～8个月，4天净，量不多。现感全身作胀，心烦易怒，小腹胀滞，腰酸，舌苔薄白尖刺，脉左沉软、右沉细滑。证属血虚肝旺，冲任失调，治以养血疏肝调经。

处方：当归9克　赤芍9克　丹参12克　制香附9克　木香6克　川楝子9克　木瓜6克　牛膝9克　乌药6克　覆盆子12克　泽兰9克　8剂。

二诊：4月16日。月经未至，午后手足心觉热，心烦易怒，下腹作痛，舌苔淡黄尖刺，脉左细软、右沉滑。再从前法加减。

处方：当归12克　赤芍9克　生熟地各9克　丹参12克　丹皮9克　鸡血藤12克　茯苓12克　牛膝9克　制香附9克　益母草12克　8剂。

三诊：5月17日。屡用养血疏肝调经之法，月经于4月30日来潮，4天净，量中等，开始2天色淡，后2天正常，舌苔薄白，脉象沉细。月经已至，再予原法调理，以期巩固。

处方：生熟地各12克　当归9克　白芍9克　川芎6克　鸡血藤12克　泽兰9克　桂枝6克　狗脊12克　牛膝9克　8剂。

〔小结〕　此例由于肝脏血少，失其疏泄之常，经脉受阻，而致经闭，治法以养血疏肝调经为主，使营血渐充，肝气得调，气血通畅，故月经以时而下。

例三　毕某　女　41岁　已婚　干部　病历号182737

初诊：1972年7月12日。主诉闭经20年。于20年前，足月分娩时，流血过多，后即闭经，行人工周期治疗。素患糖尿病、高血压，4年前发现垂体瘤，采用放射治疗1月余，同年停人工周期，月经不行。今年4月份始感乳房胀痛，并有周期性乳头流血现象，约30天1次，每次持续7~8天，末次乳头出血为5月14日，6天净，胁痛腹痛，咽干口苦口渴，潮热汗多，手足心觉热，头晕头痛，腰痛溲多，尿糖（+++）。今因外感，咳嗽痰多，咽干且痛，舌苔薄白、质红，脉象细弦。病属肝肾阴虚，风热袭肺。先以祛风宣肺，清热化痰。

处方：桑叶9克　桔梗6克　生甘草3克　杏仁12克　土贝母12克　旋覆花9克（包）　橘皮6克　竹茹9克　香橼皮6克　玄参9克　8剂。

二诊：7月26日。外感已减，余恙如前，乳头出血未作，月经仍闭，舌苔薄白根腻，脉象小软微数。治以养阴清热，理气调经。

处方：生地12克　麦冬9克　丹皮9克　赤白芍各9克　桔梗6克　当归9克　生牡蛎15克　旋覆花9克（包）　柴胡6克　8剂。

三诊：8月10日。月经未至，乳房胀痛，口渴咽干，汗多，舌苔淡黄腻、根垢尖刺，脉细软微数。年久经闭，当重于治本，故以补肝肾、调冲任为法。

处方：生熟地各15克　白芍12克　山药12克　五味子9克　丹皮9克　当归12克　生龙牡各15克　丹参9克　沙苑子9克　旋覆花9克（包）　8剂。

之后根据上方加减，连服24剂。

四诊：10月24日。月经于10月21日来潮，今日未净，量中，色红，经前乳房胀，乳头痛，少腹刺痛，尿糖（++），舌苔黄腻根垢，脉象沉细，拟以疏肝益肾为治。

处方：制香附6克　川楝子9克　丹皮9克　茯苓12克　山药12克　柏子仁12克　川断12克　桑寄生15克　枸杞子12克　当归9克　10剂。

五诊：12月11日。月经于12月9日来潮，量少、色黑，今日未净，余无不适，舌苔薄黄腻、尖红，脉象沉弱。月经已行，但错后量少，此乃气血两虚，冲任失养。治以补气血，调冲任为治。

处方：党参12克　茯苓12克　山药12克　当归12克　白芍9克　丹参12克　柏子仁12克　鸡血藤12克　牛膝9克　益母草12克　8剂。

六诊：1973年1月29日。月经于1月9日应时而来，第3天始多，色鲜红，7天净，经期右少腹痛，现头晕纳差，血压150/100毫米汞柱，尿糖（++）~（+++），舌苔薄白腻，脉象沉软。治以健脾和胃，平肝益肾。

处方：黄芪12克　茯苓12克　山药12克　橘皮6克　清半夏9克　泽泻9克　枸杞子12克　菊花9克　牛膝9克　桑寄生15克　8剂。

患者于7月18日来院，自述5月份去上海复查，垂体肿瘤未见增大，近几月来，月经已能自然来潮。

〔小结〕　此例由于产后失血过多，而致肝肾受伤，肝病则气失条达，肾病则不能施化精血，故冲任空虚，月经久闭。治疗重点，在于补肝强肾，以养冲任，使肝血肾精得以充盈，冲任乃得濡养，故月经按月来潮。经治疗1年后，而月经竟能自行。

例四　刘某　女　26岁　未婚　病历号：地段组32号（广安门医院）

初诊：1961年5月22日。闭经5年。平素月经量多，质稀，周期30~60天，7天净，5年前因生活环境改变而停经，经闭后身体显著发胖，血压增高，伴有糖尿病，记忆力减退，毛发脱落。去年在首都医院内分泌科检查，诊断为柯兴氏综合征，今年3、4月间，又在该院进行垂体放射治疗。刻诊：头晕目眩，耳鸣心悸，胸闷腹胀，腰腿酸痛，面色微赤，舌苔薄白、前半花剥，脉象沉细。病属肾虚肝旺，气失条达，冲任失养，血海空虚。治以养血调气，方用四物汤合柏子仁丸加减。

处方：熟地12克　白芍9克　全当归9克　川芎6克　龟甲15克　制香附6克　柏子仁12克　川断12克　牛膝9克　橘皮6克　郁金6克　泽兰9克　6剂。

另：舒肝丸14丸，早晚各服1丸。

二诊：6月8日。月经未至，倦怠乏力，白带稍多，喉间有痰，舌苔薄白腻、根微黄，舌前半有裂纹、边有齿痕，脉左细弱、右细，重按略滑。此乃血虚气滞，兼夹痰湿。治以养血调气，兼化痰湿。

处方：熟地12克　当归9克　白芍9克　川芎4.5克　制香附6克　苍术6克　橘皮4.5克　制半夏6克　牛膝9克　桑寄生12克　鸡血藤12克　泽兰9克　12剂。

三诊：7月21日。月经于7月6日来潮，量多，色红，腰腹痛不甚明显，头晕得止，腹部微胀，经前关节酸痛，舌苔薄白，脉象细弦。再从前法化裁。

处方：柏子仁12克　泽兰9克　卷柏9克　白芍9克　制首乌6克　牛膝9克　川断12克　生地12克　当归9克　6剂。

四诊：7月25日。月经虽通，仍有血虚肝旺之象，头晕间作，倦怠无力，口渴思饮，小溲色黄，舌苔薄腻、中裂，脉左沉细、右细微滑。治以养血柔肝。

处方：制首乌12克　地黄12克　白芍9克　枸杞子9克　菊花6克　丹参9克　牛膝9克　车前子12克　橘皮3克　清半夏9克　6剂。

月经又于8月10日来潮，量中等，4天净，除经前稍有腹痛外，余无不适，月经已经如期而至，故未再服药。

〔小结〕 此例由于血虚，肝失所养，疏泄不利，致气滞血凝，故月经久闭，采用养血理气调经之法为治，后再兼化痰湿，使气血调和，血海渐充，月经应期来潮。

例五 徐某 女 30岁 已婚 病历号：34130（广安门医院）

初诊：1961年4月20日。闭经1年半。妊3产3，1958年末次分娩，臀位产出后，流血约750毫升，哺乳8个月，停乳4个月后，月经来潮，血量逐次减少，5个月后经闭，1959年10月份最后一次来潮，仅流少量血性分泌物。经闭迄今，其间曾作人工周期，能按期来潮。1959年10月作基础代谢为－5.6%，子宫内膜检查无结核。1960年5月黄体酮试验（－），6月连续检查宫颈粘液半月，均无结晶出现，某医院初步诊断为卵巢功能低下性经闭，怀疑席汉氏病初期。目前症状头晕眼花，四肢无力，体重日减，腰腿酸软，性欲减退，面色萎黄，舌苔薄黄多刺，脉象沉细。证属血虚经闭，由于肝肾两虚，营血衰少，血海空虚，而致经闭。治法以补益肝肾，佐以调经，方用四物汤合柏子仁丸加减。

处方：干地黄12克 当归9克 白芍9克 川芎4.5克 龟甲15克 柏子仁12克 泽兰9克 川断12克 桑寄生12克 牛膝9克 橘皮3克 谷芽12克 4剂。

二诊：4月25日。曾于4月21日阴道出血少许，服药后腿膝稍觉有力，仍感腰痛疲惫，右胁隐痛，胃纳转佳，夜寐尚安，二便如常，舌苔黄微剥、边刺，脉象沉细。月经有来复之象，仍从前法，更进一筹。

处方：当归9克　白芍9克　干地黄12克　川芎6克　柴胡6克　制香附6克　卷柏9克　柏子仁12克　川断12克　泽兰9克　生牛膝9克　净乳没各3克　6剂。

三诊：5月5日。右胁隐痛，臀部胀坠，腿软无力，舌苔糙白、中微剥边刺，脉左沉细、右细弦。血虚气滞，经脉不通，仍从前法，加以通经消瘀之剂。

处方：熟地12克　当归9克　赤芍6克　丹参9克　桃仁9克　红花3克　卷柏9克　牛膝9克　制香附6克　青皮6克　橘皮3克　连服1个月。

四诊：6月13日。月经于6月6日来潮，量多色红，无血块，今尚未净，月经初来时感觉阴道下坠，臀部胀滞，手足心热，纳差少寐。近夹感冒，咳嗽咽痛，舌苔薄黄微垢、边尖有刺，脉细。月经已能自动来潮，当前兼有外感，宜先祛风清热，宣畅肺气，佐以和胃益肾。

处方：荆芥炭6克　桑叶9克　紫菀3克　桔梗6克　生甘草3克　杏仁9克　扁豆衣9克　橘皮3克　谷芽12克　桑寄生12克　川断12克　枇杷叶9克　6剂。

五诊：1962年1月16日。相继服中药后，月经每月均能来潮，量少，2天左右干净，经期腰酸，臀部发胀，头晕目眩，午后倦怠，舌苔黄中微垢、微剥边有刺，脉象沉细。治宜补肝肾，调冲任。

处方：地黄12克　白芍9克　菊花6克　金樱子9克　丹参9克　黑栀9克　橘皮3克　川石斛12克　黑豆15克　川断12克　桑寄生12克　泽兰9克　6剂。

〔小结〕　此例病因，由于肝肾两虚，营血衰少，无以下注于冲脉，冲为血海，血海空虚，而致经闭，故治法以补肝肾为主，后有气滞现象，故再加调气化瘀之剂，因势利导，治疗半年余，月经渐复正常。

例六 蔡某 女 32岁 已婚 病历号：43747（广安门医院）

初诊：1962年4月28日。闭经半年。1956年在南方足月顺产一女孩，产后子宫出血不止，第46天后出血始止。以后月经每月来潮2次，量多，色鲜红，并有少许血块，月经前后小腹坠痛且胀，喜热喜按。1961年3月底至水库劳动，月经当月来潮一次，7天净，后即闭经1个月，注射黄体酮及服中药，来潮一次后，闭经至今。刻诊腹胀腰酸，头晕眼花，胸胁胀痛，四肢清冷，倦怠纳差，夜寐尚安，两颧略赤，舌苔薄白、中有刺、边有齿痕，脉左细尺弱、右细弦。病由产后失血过多，血虚无以灌注冲任，又因行经受寒，而致寒气凝阻，月经不行。治以养血调经，益肾温经。

处方：干地黄12克 白芍9克 泽兰9克 柏子仁12克 卷柏6克 牛膝9克 橘皮3克 桑寄生12克 川断9克 官桂3克 炙甘草3克 大枣3克 6剂，间日服1剂。

二诊：5月10日。服上方后，月经于昨日来潮，量少色淡，无血块，经前小腹胀痛，腰酸，头晕倦怠，胸闷纳差，舌苔中薄白、根淡黄、边尖有刺、且有齿痕，脉细弦迟弱。证属肝胃不和，寒气凝阻。治以补气健胃，温经散寒。

处方：吴萸3克 赤芍9克 人参4.5克 桂枝4.5克 苏梗6克 清半夏6克 橘皮6克 谷芽12克 炙甘草3克 大枣3枚 3剂。

三诊：5月30日。头痛少寐，余尚平稳，舌根薄黄、中剥边尖刺、质稍绛，脉象细弦、左尺稍弱。现值经前，治以养血调经。

处方：地黄12克　白芍9克　丹参9克　川断12克　生牡蛎15克　阿胶12克　泽兰9克　卷柏6克　牛膝9克　橘皮3克　谷芽12克　5剂。

四诊：6月6日。月经今日来潮，量仍不多，色淡，腹部尚舒，舌苔净、中剥质微绛，脉左细尺弱、右细弦。治以益气血，调冲任，再用丸剂常服。

处方：八珍益母丸30丸。麦味地黄丸30丸。

服法：经前早晚各服1丸。

〔小结〕 此例由于产后流血过多，以致冲任损伤，血海空虚，尔后过劳受寒，遂致经闭、始用补肝肾、调冲任之法，继用温经散寒，后再补气血、益肝肾、调冲任，使气血充，肝肾强，寒气解，冲任调，月经渐复正常。

例七　朱某　女　24岁　未婚　病历号：38968（广安门医院）

初诊：1961年11月28日。闭经年余，以往月经周期30天，7天净，量多，末次月经去年9月份。现头痛耳鸣，心悸，胸闷胁痛，腰腿酸痛，泛酸纳差，颧赤易汗，夜寐多梦，小便频数，舌苔白、中剥有刺，脉细促数。证属气血虚损，经脉失养，以致月经不行。治以补气养血，以濡经脉，方用炙甘草汤加减。

处方：炙甘草3克　麦冬6克　桂枝4.5克　阿胶12克　白术9克　五味子6克　大枣3枚　人参6克　清半夏6克　川断12克　桑寄生12克　白芍9克　6剂。

二诊：12月5日。精神较振，腰酸减轻，少腹作胀，自汗少寐，胃纳渐佳，二便如常，舌苔薄白腻、根微黄，脉象细数。再从前法加减。

处方：白术9克　炙甘草3克　白芍9克　五味子6克　生牡蛎15克　磁石15克　丹参9克　制香附6克　木香4.5克　小茴香3克　阿胶12克　大枣3枚　12剂。

三诊：12月19日。经闭年余，服药18剂，月经昨晚至，量多，色鲜红，夹有少量血块，腰腹酸痛缓解，心悸烦躁，浮肿自汗，舌苔薄白，脉象沉细。药既应病，再从前法加减。

处方：白术9克　扁豆衣9克　白芍9克　五味子9克　生牡蛎15克　磁石15克　丹参9克　黄芪9克　川断12克　6剂。

四诊：1962年1月4日。上次经行5天净，自汗已减，头晕腰酸，腹稍胀，舌苔薄白，脉象沉细。今值经前，治以养血调经。

处方：柏子仁9克　川断12克　白芍9克　丹参9克　制香附6克　橘皮3克　浮小麦15克　卷柏9克　泽兰9克　远志6克　夜交藤12克　6剂。

以后宗此法治疗2个月，月经于1月17日、2月14日均能正常行经。

〔小结〕　此例由于气血虚损，经脉失养，以致经闭年余。治病必求其本，故采用补气养血为治。以后病情好转，再用养血调经，治疗3个月，月经渐复正常。

例八　王某　女　20岁　未婚

初诊：1976年5月6日。闭经3年。刻诊下腹作痛，口干欲饮，面浮心烦，便干溲少，舌苔薄腻，脉象细软。病属脾气虚，肝气逆，兼有瘀阻。治以健脾疏肝，佐以化瘀。

处方：党参12克　白术9克　茯苓15克　麦冬9克

丹参12克　丹皮9克　桃仁9克　鸡血藤15克　灯心1.8克　制香附6克　延胡索9克　9剂。

二诊：5月20日。上方服9剂，诸恙如前，舌苔薄黄，脉象细软。病由血虚气滞，冲任失调。治以养血理气，活血调经。

处方：地黄15克　当归12克　川芎6克　赤白芍各9克　桃仁9克　莪术6克　制香附6克　茯苓12克　牛膝9克　川断12克　9剂。

三诊：6月10日。服上方后，月经于6月5日来潮，行经3天，量不多，色红，下腹痛，头晕，舌苔中根薄黄腻、边有齿痕，脉左细软，右细弦。现值经后，治以养血平肝，佐以调气。

处方：地黄12克　白芍9克　当归12克　丹参12克　制香附6克　川楝子9克　香橼皮6克　枸杞子12克　菊花6克　牛膝9克　9剂。

〔小结〕　此例属于闭经，兼患痛经，主要原因为血虚气滞，冲任失调所致。气为血帅，气滞则血亦滞，血滞则瘀积，故治法以养血理气、化瘀调经。治疗之后，月经得以来潮，后症见头晕。此系肝藏血少，阳气上逆，故治法以养血平肝，佐以调气。此症虚实参半，故以虚则补之、实则攻之之法，所以获效较速。

例九　蔡某　女　20岁　未婚

初诊：1976年4月8日。闭经5月余。有时心烦，神疲纳差，舌苔薄黄、质红尖刺中裂，脉象细弦。病属心血虚，心阳亢，冲任失调。治以养血宁心，活血调经。

处方：生地15克　当归12克　丹皮9克　丹参12克　桃仁9克　泽兰12克　茺蔚子12克　生牛膝9克　鸡血藤

15克　赤芍9克　9剂。

二诊：4月22日。服上药后，胃纳较前增多，心烦已除，月经尚未来潮，白带不多，舌苔中剥、边尖刺，脉左细右软。治以补气血，调冲任。

处方：党参12克　白术9克　茯苓12克　甘草6克　地黄12克　当归12克　白芍9克　川芎3克　鸡血藤15克　泽兰12克　9剂。

另：益母草膏2瓶，早晚各服1调羹，开水冲服。

三诊：5月13日。闭经6月余，自觉全身发热，晨醒出汗，胃纳又差，大便偏稀，舌苔中黄微剥边腻，脉象细濡。治以养阴清热，和中调经。

处方：丹参12克　丹皮9克　牡蛎15克　赤白芍各9克　橘皮6克　制香附6克　茯苓15克　鸡血藤15克　木香6克　黄芩6克　9剂。

四诊：5月27日。服上方9剂，月经于5月21日来潮，量3天较多，色鲜红有血块，6天净，少腹作痛，腰痛，嗜睡泛恶，现月经已净，昨晨鼻衄，舌苔黄根垢，脉象细软。治以健脾和胃，疏肝清热。

处方：党参12克　茯苓12克　山药12克　橘皮6克　竹茹9克　黄芩6克　木香6克　女贞子12克　佛手6克　扁豆9克　9剂。

五诊：6月11日。头晕，纳差，自汗，舌苔黄中垢微剥，脉象细迟。现值经前，治以平肝和胃，理气调经。

处方：白芍9克　枸杞子12克　菊花6克　生牡蛎15克　橘皮6克　制香附6克　川楝子9克　乌药6克　鸡血藤12克　牛膝9克　9剂。

六诊：7月5日。经治疗后，月经已得正常。此次月经于6月24日来潮，6天净，量不多，色紫红，少腹仍痛，心烦纳少，舌苔薄黄、中微剥、质红边刺，脉象细软。治以疏肝清热，宁心和胃。

处方：制香附6克　川楝子9克　橘皮6克　乌药6克　丹皮9克　丹参12克　麦冬9克　木香6克　茯苓12克　扁豆9克　9剂。

〔小结〕　此例由于心血虚，心阳亢，冲任失调。心主血，血虚则血海无余而不下，以致经闭，故治以补气血、调冲任。后出现全身发热，晨醒自汗。此系阴虚阳亢，改用养阴清热、和中调经。此后月经得通，按月来潮。

痛　　经

钱老治病，特别强调辨证论治这个原则。在治疗痛经方面，认为首先要分清虚实。

在实证方面，多见于气滞、寒凝两类。气滞、寒凝，都能使血流不畅、积而为瘀，瘀阻则不通，不通则痛。

气滞治法：以疏肝调气为主，所谓气行则血行，气滞则血滞。但使用调气药，要用入血分的气分药，才能直达病所，效力较速。

寒凝治法：以温经散寒为主，都采用温经汤(《金匮要略》方）加减，如寒甚而痛势剧烈，改用吴茱萸汤(《证治准绳》方）加减。

如腹痛拒按，都酌加化瘀之剂，方用失笑散（验方）。

虚证方面，主要由于血去肝失所养，肝失其疏泄之常。治法以养血疏肝为主，方用芍药甘草汤合抑气散

（《伤寒论》方、严用和方）。

例一 金某 女 21岁 未婚 病历号：199979

初诊：1973年1月23日。痛经6年。月经周期尚准，量多少不等，经前即下腹疼痛，脘部亦痛，腹冷喜按，痛甚时不能工作，末次月经于1月3日来潮，舌苔薄白，脉象细滑。曾因伤于寒湿，寒凝气滞，肝胃不和。治以温经散寒，调和肝胃。

处方：当归9克 川芎4.5克 赤白芍各9克 肉桂3克 吴萸3克 狗脊12克 桑寄生15克 乌药6克 青橘皮各6克 制半夏6克 木瓜9克 木香6克 12剂。

二诊：2月28日。月经于2月21日至，5天净，量中等，色红有血块，脘腹痛均有所减轻，舌苔薄白、边有齿痕，脉沉细滑。再以温经调气化瘀为治。

处方：620丸30丸，早晚各服1丸。

〔小结〕 患者痛经发于经前和行经期间，属于实证。其生活于寒冷环境之中，起居不慎，寒邪客于下焦，血为寒凝，气失运行之常，因此作痛。采用温经散寒之法，使寒邪散，气血通，痛亦渐愈。

附：620丸

组成：当归150克 白芍120克 柴胡30克 益母草120克 楂炭120克 羌活24克 桂枝30克 橘皮90克 官桂皮240克 川芎30克 五灵脂60克 蒲黄30克 天仙藤90克 延胡索90克 小茴香15克 香附45克 高良姜15克 南星15克

上药研末，炼蜜为丸，丸重9克，早晚各服1丸。

功能：温阳散寒，理气化瘀。

例二 王某 女 26岁 已婚 病历号：037222（广安门医院）

初诊：1961年9月25日。痛经7年，结婚1年余未孕。症由7年前，经期涉水后发生腹痛，腰部酸痛。末次月经9月1日来潮，量多，色鲜红有块，小腹持续性疼痛、阵发性加剧，出冷汗，痛甚则头晕目眩，服止痛药后1小时可缓解，腹部喜按喜热，流血多时则不痛，经后4天无明显原因晕倒一次。现感心慌胸闷，胃纳差，失眠，舌苔薄白中稍黄，脉沉细弦。病由肝肾两虚，胞宫积寒，冲任调节失常。患病日久，治法先以补肝益肾，调气温经。

处方：地黄12克　白芍9克　生龙齿15克　生牡蛎15克　金樱子9克　橘皮3克　制香附6克　川楝子9克　小茴香3克　艾叶4.5克　川断12克　五味子6克　6剂。

二诊：10月4日。药后精神转佳，夜寐多梦，纳差，月经逾期4天未至，下腹胀坠，头晕腰痛，心情急躁，舌苔薄白腻，脉沉细而弱。治以补气以健脾胃，养血以滋肝肾，兼以调气温经。

处方：红人参6克　白术9克　炙甘草3克　当归9克　白芍9克　川芎4.5克　艾叶6克　制香附6克　小茴香3克　干姜3克　磁石15克　狗脊12克　谷芽12克　五味子6克　6剂。

三诊：10月11日。月经于10月5日来潮，行经6天，今日已净，量多有血块，腰酸痛，腹未痛，烦躁易怒。4天前因暴怒曾昏倒一次，持续约2分钟，醒后全身无力。近日寐安，小便频数，大便干结，2～3天1次。舌苔中微光边稍腻，脉左细涩、右细滑。治以养血平肝，调气解郁。

处方：地黄12克　白芍9克　当归9克　生龙齿15克　远志6克　郁金3克　合欢皮9克　五味子6克　川断12克

桑寄生12克　石斛12克　麦冬6克　6剂。

〔小结〕 此例由于肝肾阴虚，阳气上越，阳亢则头晕，加以胞宫积寒，血凝气滞，经行不畅，以致作痛。故用养肝滋肾、温经调气之法，使阴平阳秘，气血通调，故痛经得止。

例三　林某　女　20岁　未婚　病历号：16591（广安门医院）

初诊：1957年6月25日。痛经4年。月经周期尚准，量少，色紫红或淡红，经前2天开始腹部胀痛，腰痛、乏力、纳差，来潮第1天下腹痛甚，需服止痛药，重时昏倒，得热可缓，肢冷、心慌、头晕。末次月经6月15日，5天净，量少，色紫红有血块，下腹剧痛，行经第1天因痛昏倒，症状气短心慌，嗜睡多梦，大便秘结，3～4日1行，舌苔薄白、中微剥，脉左沉弦、右沉细。证属气血两虚，阳气失宣。现值经后，治以温补气血。

处方：十全大补丸20丸，早晚各服1丸。

二诊：7月9日。药后诸症悉减，舌苔薄白，脉象沉细。现值经前，治以养血调气，温经化瘀。

处方：当归9克　川芎6克　丹参9克　制香附6克　泽兰9克　吴萸3克　桂枝4.5克　延胡索9克　黑豆12克　6剂。

另：琥珀散30克，每晚服6克。

三诊：8月3日。月经逾期12天，于7月27日来潮，4天净，量较前多，经期腹胀明显，但无腹痛，泛恶纳差，头痛较甚，腰腿酸痛，舌苔薄白，脉左沉滑、右沉细。此乃血虚肝旺，气瘀交阻所致。现在经后，治以养血理气，调经化瘀。

处方：八珍益母丸30丸，每晚服1丸。

另：琥珀散60克，月经前2~3天开始服，每晚服6克。

四诊：10月18日。月经于10月8日来潮，量不多，色正常，5天净，经前下腹胀痛，经期腰部酸痛，关节痛，行经第2天腹痛更甚，不能坚持上课，喜按喜热，现感口干，腰痛，舌苔薄白中剥，脉象沉细。现值经后，主以温经。

处方：温经丸180克，早晚各服6克。

另：肉桂末3克，细辛末3克，琥珀末6克。三味相和，行经期间服每日早晚各服1.5克。

五诊：11月25日。月经于11月19日来潮，逾期11天，6天净，色量正常，行经开始2天，腰腹微痛，目涩，腿酸，舌苔薄白中剥，脉象沉弦。现在经后，治以益气血，调冲任。

处方：八珍益母丸20丸，每晚服1丸。

〔小结〕 此例由于气血两虚，阳气失宣，兼有积瘀，故采用调补气血、温经化瘀之法。治疗将及半年，基本达到痊愈。

附：琥珀散(《普济方》)

主治：瘀阻气滞，痛经、闭经等症。

功能：养血祛瘀，温经行气。

组成：三棱30克　莪术30克　赤芍30克　刘寄奴30克　牡丹皮30克　熟地黄30克　当归30克　官桂30克　乌药30克　延胡索30克

制法：三棱、莪术、赤芍、当归、官桂，用乌豆1升，生姜250克(切片)。米醋2公斤同煮至豆烂为度，焙干入其余5味，同为细末。每服6克，温酒调下，食前服。

附：温经丸（即《金匮要略》温经汤）

主治：月经不调，痛经，虚寒不孕，下腹寒痛等。

功能：温经散寒，益气养阴。

组成：吴萸　当归　桂枝　生姜　川芎　白芍　麦冬　阿胶　半夏　人参　甘草　丹皮等分

上药共研为末，清水泛丸，丸如梧桐子大，早晚空腹时各服6克。

注：如偏于瘀阻，采用琥珀散为宜；如寒凝体质较弱，采用温经丸为宜；如痛势剧烈，加用肉桂末、细辛末、琥珀末，效力更速。

例四　赵某　女　成人　已婚　病历号：21488（广安门医院）

初诊：1958年12月4日。痛经3年。17岁月经初潮，便有轻度痛经，月经周期准，量多。结婚后，痛经加剧，曾流产1次，后未孕，经期腰痛，出冷汗，下腹凉且胀喜按，得热则减，痛甚时不能坚持工作，末次月经11月16日，舌苔薄白，脉象沉细。证属虚寒相搏，治以温经为法，温经汤加减。

处方：吴萸3克　丹皮6克　党参9克　当归9克　白芍9克　肉桂3克　川芎3克　炙甘草3克　麦冬6克　阿胶9克　干姜6克　小茴香3克　沉香末1.8克（冲）　5剂。

二诊：12月19日。月经12月11日来潮，量不多，腰痛减，现左下腹痛，舌苔净，脉沉细。经后腹痛属虚，当补气血，佐以温经。

处方：党参9克　白术9克　炙甘草3克　当归9克　白芍9克　川芎3克　山药9克　干姜3克　艾叶3克　小茴香3克　4剂。

三诊：1959 年 1 月 6 日。左下腹痛，受凉加重，余如常，舌苔薄白，脉象沉细。现值经前，治以养血调气温经。

处方：温经丸90克，每晚服9克。

另：肉桂末9克　沉香末9克，每日各1.8克，分2次服（经期服）。

四诊：1 月 17 日。左下腹已不痛，月经于 1 月 15 日来潮，腹未痛，下腹仍冷，纳好，便调，舌苔薄白，脉象沉细。仍以养血温经为治。

处方：熟地12克　当归9克　白芍9克　川芎3克　肉桂3克　干姜3克　艾叶3克　制香附6克　小茴香3克　6剂。

〔小结〕　此例属于虚寒相搏，故以温经祛寒之法，方用《金匮要略》温经汤主治。治疗月余，痛经逐渐好转。

钱老治疗虚寒性痛经，常用温经汤为主，酌加肉桂末、沉香末，效果较好。

例五　唐某　女　18 岁　未婚　病历号：06930（广安门医院）

初诊：1957 年 8 月 23 日。痛经 1 年余。近 4 个月来加重，患者 14 岁初潮，周期不规律，无痛经，自去年 6 月份开始，月经量多，色不正，下腹冷痛，腰酸，乏力，头昏，甚则昏倒，心悸，泛恶，从今年 5 月份起痛经加剧。月经于昨日来潮，量多，色黑，有大血块，下腹胀痛，腰及肛门抽痛，出冷汗，心悸，泛恶，舌苔白腻根黄、尖有刺，脉象沉弦。病属肾气不足，以致冲任虚寒，气血凝滞，引起痛经诸症。现值经期，治以养血调气，温经散寒，佐以化瘀。

处方：当归9克　川芎3克　桂枝3克　白芍6克　炙甘草3克　生姜6克　大枣2枚　蒲黄6克　五灵脂12克　川断12克　艾叶3克　小茴香3克　4剂。

二诊：8月28日。末次月经8月22日来潮，7天净，腹痛减轻，腰部仍酸，头晕目眩，心烦烘热，纳差便结，舌苔薄白，脉左沉细尺弱、右沉迟弦。治以补肝益肾，佐以和胃。

处方：当归9克　白芍9克　木香6克　青皮6克　杜仲12克　川断12克　龟甲15克　牡蛎15克　橘皮6克　谷芽12克　肉桂3克　扁豆衣9克　4剂。

杞菊地黄丸120克，每晨服6克。

人参养荣丸120克，每晚服6克。

三诊：10月28日。月经于9月19日与10月19日相继来潮，量均不多，腹痛减轻，舌苔薄黄尖刺，脉象沉细。治以疏肝益肾。

处方：四制香附丸90克，每晨服6克。

杞菊地黄丸90克，每晚服6克。

后以上方连服2个月。

四诊：12月28日。月经于12月24日来潮，量正常，色黑，有小血块，腹不痛，余无不适，舌苔薄白，脉象沉细。治以温经强肾。

处方：温经丸120克，每晨服6克。

左归丸120克，每晚服6克。

〔小结〕 此例由于肾气不足，冲任调节失常，于是月经量多，而致血虚，风冷乘虚袭入胞宫，以致冲任虚寒，气血凝滞，遂致下腹胀痛。故治法先用养血调气、温经散寒，继后又用补肝益肾，后再用疏肝益肾，使肾气渐盛，肝气得舒，寒气得散。经调治4个月，逐渐好转而愈。

例六 李某 女 成人 已婚 病历号：45827（广安门医院）

初诊：1962年6月19日。痛经5年，结婚10年未孕1952年结婚后，始则白带多，少腹隐痛。1957年少腹痛加重，经期尤甚，喜热喜按，腰酸腿软，月经周期20～24天，2天净，量少，色淡黄，有黑血块，夹杂腐肉样物，多方治疗未愈。现头晕烦躁，目涩目花，午后脘胀嗳气，四肢酸麻，口不干、喜热饮，末次月经5月30日，舌苔中根厚腻、边有齿痕、尖微剥，脉左沉细微弦尺弱、右细弦尺微弱。病由肾虚肝旺，气失条达，下焦积寒。治以疏肝益肾，温经祛寒。

处方：吴萸3克 肉桂3克 当归9克 熟地12克 制香附6克 艾叶6克 白术9克 小茴香3克 桑螵蛸12克 木瓜6克 桑寄生12克 生牡蛎15克 5剂。

二诊：6月26日。今日月经来潮，量多，色红，有瘀块，少腹觉冷，痛势减轻，喜暖喜按，腰酸，口干喜热饮，舌苔淡黄腻中根垢，脉左细弦、右沉细、两尺弱。仍从前法。

处方：吴萸3克 当归9克 熟地12克 菟丝子9克 萸肉6克 山药9克 杜仲9克 小茴香3克 白术9克 干姜3克 白芍9克 沉香末1.2克另调服 3剂。

另：温经丸120克，早晚各服6克（汤药服完后服）。

三诊：7月27日。月经于7月23日来潮，3天净，量少，色黑，有小血块，下腹冷痛，喜热喜按，腰酸减，舌苔薄白腻、边有齿痕，脉左沉细滑、右沉细。治以温补肝肾。

处方：金匮肾气丸180克，早晚各服6克。

四诊：9月10日。月经8月21日来潮，3天净，量较多，色红，腰腹痛均大减，现头晕少寐，口干欲饮，腹冷减轻，舌苔淡黄、边有齿痕、质淡，脉左沉细微弦、右沉细、两尺弱。治以补益肝肾，佐以宁心。

处方：地黄12克　川断12克　桑寄生12克　菟丝子9克　白芍9克　小茴香3克　阿胶12克　丹皮6克　枣仁12克　远志6克　6剂。

另：金匮肾气丸180克，早晚各服6克。

五诊：9月24日。月经于9月18日来潮，量色均较前好，腹不痛，腰稍酸，口干欲饮，夜寐梦多，舌苔薄白、边有齿痕，脉左沉细微弦、右细弦。治以健脾宁心益肾。

处方：地黄12克　川断12克　狗脊12克　沙苑子9克　党参9克　白术9克　白芍9克　扁豆9克　橘皮3克　枣仁12克　远志6克　生牡蛎15克　6剂。

另：金匮肾气丸180克，早晚各服6克（汤剂服完后，续服丸药）。

〔小结〕　此例由于肾虚肝旺，气失条达，下焦寒凝。故采用疏肝益肾、温经散寒之法，后再温补肝肾，最后健脾益肾，使脾健肾强，气血温和，故痛经得愈。

例七　李某　女　40岁　已婚　病历号：8466（广安门医院）

初诊：1958年7月23日。主诉半年来经期腹坠痛。患者孕5产4，自然流产1次。初潮后月经正常，经期无腹痛，自初产后经期腹痛，时重时轻。近半年来月经规律，5天净，血量多，色黑紫，有血块，经期小腹坠痛，头晕失眠，乳房胀痛，平时纳差，大便干，小溲黄，末次月经7月12日，舌苔薄黄根腻、边有刺，脉沉细迟。病由气血两虚，冲任又伤，气虚则脾运不健，血虚则阳气上逆。治以补气健脾、养血平肝，八珍汤加味。

处方：党参9克　白术6克　茯苓9克　炙甘草3克　当归9克　川芎3克　熟地黄12克　白芍9克　远志6克　枣仁9克　枸杞子9克　旋覆花9克（包）　泽泻9克　天冬9克　4剂。

二诊：7月30日。诸症如前，舌苔白腻根垢边刺，脉细迟。治以益气养阴，平肝和胃。

处方：党参9克　白术6克　茯苓9克　炙甘草3克　当归9克　白芍9克　枸杞子9克　川石斛9克　泽泻9克　橘皮3克　谷芽15克　沙苑子9克　5剂。

三诊：8月7日。服药后，精神、饮食、睡眠均有好转，大便仍稍干，舌苔淡黄微垢，脉左沉迟弱、右沉细弱。月经将至，治以补气养血。

处方：党参9克　白术6克　茯苓12克　炙甘草3克　熟地黄12克　当归9克　白芍9克　川芎3克　橘皮3克　泽泻9克　6剂。

四诊：8月16日。月经逾期4日未至，食欲好，睡眠差，小便后小腹胀，大便干，舌苔中白边有刺，脉象沉细。治以益气养血，佐以温经化瘀。

处方：党参9克　生黄芪12克　熟地黄12克　当归9克　白芍9克　川芎4.5克　肉桂3克　艾叶3克　蒲黄6克　五灵脂12克　丹参9克　沉香末1.8克（冲）　6剂。

五诊：8月28日。月经8月18日来潮，持续5天净，经期腹未坠痛，血块小且少，纳食好，睡眠差，大便干，舌苔中黄边有刺，口微干，脉沉细弱。治以补肝肾，益心脾。

处方：熟地黄12克　山萸肉9克　枸杞子9克　生龟甲15克　枣仁12克　丹参9克　柏子仁12克　川断12克　远志6克　天冬9克　浙菊6克　6剂。

〔小结〕　此例系产后所得，主要病因为产后气血两虚，冲任受伤，故治法以补气血、强冲任。后因月经过期，再加以温经化瘀，最后改用补肝肾、益心脾为治。治疗月余，诸恙渐见好转，得以痊愈。

例八　史某　女　32岁　已婚　病历号：0405（广安门医院）

初诊：1957年3月9日。经期腹痛近4年，11年继发不孕。患者初潮14岁，月经周期正常，经色红，无血块，无痛经。21岁结婚后患附件炎，1953年及1956年曾有急性发作史。月经周期正常，量少，色淡，有血块，经期第1天下腹绞痛且胀，重时须休息1～2天，同时腰痛加剧。平时左侧下腹痛，肛门周围坠痛，行走更甚，末次月经2月15日，持续10天净，舌苔淡黄腻、尖有刺，脉象左沉细尺弱，右沉弦尺弱。病属肝失条达，脾肾又亏。治以疏肝调气，益脾强肾，方用十全大补汤合抑气散加减。

处方：党参9克　白术6克　茯苓9克　炙甘草3克　肉桂3克　熟地黄12克　当归9克　川芎6克　白芍9克　制香附6克　延胡索9克　丹皮6克　杜仲12克　五灵脂12克　橘皮3克　6剂。

二诊：3月19日。月经于3月17日来潮，色鲜红，量不多，无血块，经前稍有轻微下腹痛，来潮后腹未痛，腰稍酸，纳食、二便均佳，夜寐多梦，舌苔薄白、尖有刺，脉左沉细、右沉弦、两尺弱。治以温补气血。

处方：十全大补丸150克，每晚服9克。

三诊：5月18日。月经于4月15日来潮，持续7天，量中等，色红，腹未痛，腰稍酸。续服上药，月经于5月12日来潮，持续6天净，量不多，色红，有小紫血块，腹腰均未痛，但头晕心烦易怒，纳食、二便、睡眠均正常，舌苔白腻，脉左沉细而弱、右沉弦。症由心肝血少，治以养心血、滋肝阴。

处方：熟地黄12克　当归9克　白芍9克　丹参9克　枣仁12克　远志6克　桂圆肉12克　炙甘草3克　小麦12克　大枣4枚　橘皮3克　6剂。

四诊：6月10日。月经即将来潮，心烦易怒症状减轻，但感神倦嗜睡，余均正常，舌苔薄白，脉左细软而涩、右弦滑。目前月经将至，治以养血调气。

处方：当归9克　熟地黄12克　川芎4.5克　白芍9克　制香附6克　延胡索9克　丹皮6克　丹参9克　益母草9克　远志6克　醋柴胡3克　川断12克　5剂。

〔小结〕　此例主要由于肝失疏泄，气失调达，兼之脾肾又虚，故治法以疏肝调气、健脾益肾，方剂采用十全大补汤合抑气散加减。继后症见头晕心烦易怒，故再用宁心滋肝之法。最后月经将至，以养血调气。治疗3月余，基本痊愈。

例九　杨某　女　26岁　已婚

初诊：1976年2月6日，痛经，月经周期24～25天，6天净，量中等，色正常，有血块，经期少腹疼痛颇剧，腰痛，大便偏稀，日1次，头晕，纳差，末次月经于1月15日来潮，6天净，平时无不适，结婚半年，未怀孕，舌苔白腻中垢，脉象细弦。病属寒凝气滞，治以调气温经。

处方：制香附6克　延胡索6克　当归9克　川芎6克　细辛3克　吴萸3克　沉香片3克　苏梗6克　乌药6克　六曲12克　小茴香3克　艾叶3克　12剂。

二诊：2月16日。服上方12剂，痛经依然，月经于2月13日来潮，量中等，色正常，腹痛腰痛，不能坚持工作，今行经第4天，痛势稍减，舌苔中淡黄、边白腻，脉象沉细。寒气凝结，治以温经散寒、理气止痛。

处方：桂枝6克　赤芍9克　炙甘草6克　生姜6克　细辛3克　吴萸3克　制香附6克　青皮6克　乌药6克　6剂。

三诊：3月8日。服上方6剂，末次月经2月13日来潮，现月经即将来潮，腰腹不适，腿酸，纳差，舌苔淡黄腻微垢，脉象沉细。治以调气温经，和胃益肾。

处方：柴胡6克　制香附6克　延胡索6克　青皮6克　橘皮6克　吴萸3克　川楝子9克　狗脊12克　焦三仙18克　牛膝9克　6剂。

另：肉桂末12克，沉香末12克，琥珀末12克。3味调和，在经行腹痛时加服3克，早晚各1.5克，痛止停服。

四诊：3月22日。月经于3月10日来潮，痛经明显减轻，且能坚持工作，腰背痛、腿酸均见减轻，现咽痛有痰，轻微咳嗽，舌苔淡黄腻、中垢边刺，脉细。目前由于阴虚有痰，治法先以养阴化痰。

处方：麦冬9克　玄参9克　桔梗6克　杏仁9克　橘皮6克　茯苓12克　狗脊21克　川断12克　桑寄生15克　牛膝9克　6剂。

五诊：4 月 5 日。月经于昨晚来潮，少腹痛轻，腰部稍痛，咽痛口干，泛恶有痰，胃脘不适，舌苔淡黄腻中垢，脉细。现值经行，治以养阴清热，理气运中。

处方：麦冬9克　玄参9克　桔梗6克　杏仁12克　制香附6克　青皮6克　橘皮6克　木香6克　枳壳6克　竹茹9克　6剂。

另：腹痛时加服沉香末0.9克，琥珀末1.8克，开水送下。

六诊：5 月 10 日。上次月经 4 月 4 日来潮，痛势大减，量色正常，现月经逾期6天，胃脘不适，泛恶畏寒，嗜睡，舌苔薄白腻，脉左细滑、右细软。治以理气和中。

处方：苏梗6克　橘皮6克　砂仁壳3克　茯苓12克　山药12克　生姜6克　大枣4枚　川断12克　6剂。

七诊：5 月 21 日。停经 47 天，尿妊娠试验阳性，现自觉泛恶胸闷，神疲乏力，有时右下腹作痛，大便2～3 日 1 行，舌苔黄腻微垢，脉左弦滑、右弦。治以调和肝胃，佐以益肾。

处方：白芍9克　橘皮6克　竹茹9克　佛手6克　大腹皮9克　香橼皮6克　苏梗6克　山药12克　川断12克　桑寄生15克　6剂。

〔小结〕　此例主要病因由于寒瘀凝结，气失调达，故治法温经散寒，调气止痛。初两诊效果不显，后加服桂香琥珀散，痛经明显减轻。又因咽痛，咳嗽有痰，此系阴虚而夹痰热，先以养阴清热化痰，经行时，再加调气药物，终使痛经得愈而妊娠。

例十　王某　女　25 岁　未婚。

初诊：1976 年 4 月 19 日。痛经，月经周期 30 天，

3～4天净，量中色黑，经期少腹疼痛颇剧，腰痛，心慌，泛恶，面有黑斑，便溏次多，末次月经4月4日来潮，4天净，舌苔薄黄边刺，脉象细弦。病属瘀阻气凝，脾肾又虚。治以调气化瘀为主，兼益脾肾。

处方：制香附6克　川楝子9克　延胡索9克　乌药6克　莪术6克　茯苓12克　橘皮6克　木香6克　川断12克　桑寄生15克　9剂。

二诊：4月30日。月经即将来潮，面发红点，少腹寒冷作痛，似月经欲来之状，舌苔薄腻有刺，脉细。病属血虚气滞，兼有瘀阻。现在经前，治以养血、调气、化瘀。

处方：熟地黄12克　当归9克　川芎6克　赤白芍各9克　制香附6克　三棱6克　莪术6克　延胡索9克　木香6克　乌药6克　9剂。

三诊：5月14日。服上方后，月经于5月7日来潮，3天净，量不多，色黑有块，少腹疼痛明显减轻，腰仍酸痛，舌苔微黄、边尖刺，脉细。治以养血调气，佐以化瘀。

处方：熟地黄15克　当归12克　川芎6克　赤白芍各9克　桃仁9克　红花3克　制香附6克　鸡血藤15克　川断12克　桑寄生15克　9剂。

四诊：6月3日。经治疗后，少腹痛止，仅感觉凉，面部红点依然，舌苔薄黄、边尖刺、有齿痕，脉细。现在经前，仍从前法。

处方：熟地12克　当归12克　川芎12克　赤白芍各9克　莪术6克　桃仁9克　艾叶3克　制香附6克　丹皮9克　生蒲黄6克　9剂。

〔小结〕 此例痛经，主要由于血虚气滞，兼有瘀积。症见月经色黑，面部并有黑斑，此系瘀积现象。气滞则血亦滞，滞则积而为瘀，故治法先以调气化瘀为主，方剂采用四物汤加味。继后痛势得减，但经色仍黑，故再采用桃红四物汤加味，以养血化瘀为治，逐渐得以痊愈。

例十一　侯某　女　40岁　已婚

初诊：1976年4月16日。五年来下腹经常疼痛，左侧尤甚，经期加剧，腰酸带多，月经周期正常，量多，色褐有块，末次月经4月2日来潮，6天净，舌苔黄满刺，脉左细弦、右沉软。病属肝郁气滞，阴虚血热。治以疏肝调气，养阴清热。

处方：柴胡6克　白芍9克　丹皮9克　川楝子9克　乌药6克　蒲公英12克　生牡蛎15克　贯众15克　川断12克　椿根皮12克　6剂。

二诊：4月29日。现月经即将来潮，乳胀腰痛，舌苔薄黄腻、边尖刺，脉象沉细。现在经前，治以健脾、疏肝、益肾。

处方：党参15克　白术9克　山药12克　地黄12克　白芍12克　木香6克　生牡蛎30克　制香附6克　乌药6克　阿胶珠12克　艾炭3克　9剂。

三诊：5月13日。月经于5月2日来潮，7天净，血量较前减少，经期少腹仍疼痛颇剧，腰痛，卧床不能坚持工作，疼痛持续4天，大便溏薄，日2～3次，口干不欲饮，神疲乏力。现月经虽净，但少腹及腰仍感疼痛，舌苔淡黄腻、边尖刺、有齿痕，脉左细弦、右细。治以疏肝清热，和脾益肾。

处方：柴胡6克　白芍9克　白术9克　茯苓12克　甘草6克　制香附6克　黄芩6克　木香6克　乌药6克

桑寄生15克　9剂。

四诊：5月27日。服上方6剂，少腹及腰仍感疼痛，腹胀带多，大便偏稀，日1次，现月经又将来潮，舌苔薄白、边尖有红刺，脉象沉细。治以健脾，益肾，疏肝。

处方：党参15克　白术9克　茯苓12克　炙甘草6克　山药15克　旋覆花6克（包）　木香6克　川断12克　桑寄生15克　贯众12克　9剂。

五诊：6月11日。服上方9剂。此次月经延后8天，于昨日来潮，量不多，少腹不甚痛，仅感腰痛，舌苔糙黄垢、边尖刺，脉左细弦、右细软。现值经行，治以健脾、疏肝、益肾。

处方：党参15克　白术9克　升麻3克　橘皮6克　山药12克　黄芩6克　木香6克　乌药6克　川断12克　桑寄生15克　9剂。

六诊：7月2日。上次月经于6月10日来潮，9天净，痛经明显减轻，能坚持工作，经净后，少腹及腰痛亦见好转，舌苔淡黄腻有刺，脉左沉细弦、右细软。治以健脾疏肝，益肾调经。

处方：党参15克　白术9克　茯苓12克　柴胡6克　川楝子9克　制香附6克　生牡蛎15克　女贞子12克　白芍9克　旱莲草12克　9剂。

〔小结〕　此例由于肝脾肾三经同病，肝失疏泄，气失调达，故少腹常痛，经行尤甚；脾主统血，脾弱则统摄无权，故月经量多；腰为肾之府，肾虚则腰痛。根据以上症状，治法以健脾疏肝补肾。经治疗后，诸恙逐渐好转，达到痊愈。

经行吐衄

经行吐衄，又名逆经。病由肝火上逆，血热妄行。如上冲于肺，则为鼻衄；如热蒸于胃，则为吐血或齿血。往往每在经前或行经期间发现吐衄。此乃血不从冲脉而下，反之上冲于肺胃，故发现吐衄之后，月经来时渐少，甚至停止不行。治疗方法以养血平肝，凉血清胃；使肝平火降，则吐衄自止，月经亦能得调。用药方面，必须再加牛膝一味，使其引导诸药下行。

病例 马某 女 16岁 未婚 病历号：21238（广安门医院）

初诊：1958年12月12日。初潮15岁，周期尚准，行经11天始净，血量多，色正常，经期腹痛，并常有鼻衄。衄血多时，经血即减少，曾闭经6个月，但每月衄血甚多。末次月经于11月15日来潮，量少，仅2天，经后时感头痛，全身酸软，心中烦热，少腹胀滞，腰痛，纳食尚可，二便正常，舌苔薄白，脉左细弦、右细弦数。病属肝火上逆，血热妄行，而致逆经。治以平肝凉血，引血归经。

处方：生地9克 丹皮6克 白芍9克 泽兰6克 黑山栀6克 菊花6克 制香附6克 当归9克 川楝子9克 益母草12克 荆芥炭4.5克 生牛膝6克 3剂。

二诊：12月6日。头痛及腹胀渐减，但仍觉全身酸楚，疲惫无力，腰痛，食后脘胀，嗳气时作，大便溏薄，日4～5次，舌光，脉细弦数。治以疏肝益肾，健脾运中。

处方：干地黄9克 丹皮6克 白芍9克 泽兰6克 制香附9克 党参9克 白术9克 茯苓9克 益母草12克

荆芥炭4.5克　枳壳6克　4剂。

三诊：1959年1月15日。近2个月来，月经未至，曾经鼻衄2～3次，胃脘尚舒，二便正常，舌苔薄白，脉象沉弦。治以养血清热。

处方：干地黄12克　当归9克　白芍9克　泽兰9克　丹皮9克　女贞子9克　藕节12克　生牛膝9克　益母草12克　地骨皮9克　6剂。

四诊：1月24日。月经于1月19日来潮，量不多，色黑无血块，持续3天净，腹部微痛，未有鼻衄，遍体酸痛，舌苔薄白，脉象细数。治以养血清营，导热下行。

处方：生地12克　当归9克　白芍9克　丹参9克　地骨皮9克　生牛膝6克　茅根15克　藕节12克　4剂。

五诊：1月31日。诸症均减，鼻衄未作，舌洁有刺，脉细弦数，治以养阴清热。

处方：知柏地黄丸120克，每晚服6克。

〔小结〕　此例由于肝火上逆，血热上冲，而致逆经。治法先以平肝凉血、导热下行，后再疏肝益肾、健脾运中。后因月经不至，又见鼻衄，故再从前法，兼调冲任，治疗将及2个月。最后鼻衄未作，改用养阴清热，使其巩固。

经行昏厥

经行昏厥多由于平素血虚肝郁，郁则生火，经行之际，肝血不足，遂致气火亢逆，发生昏厥。治以养血平肝、调气解郁，使肝有所养，火能下降，气能调达，则郁结可解，不致上逆而为患。

病例　韩某　女　21岁　未婚

初诊：1974年12月16日。初潮13岁，月经正常。1968年起月经失调，周期1~3个月，6天净，量不多，色淡，行经期间，少腹作痛，突然昏倒，冷汗淋漓，自觉全身有下沉感，大小便欲解不得。最近3次昏倒，每发于经前，发作后即来潮。现月经1~2个月来1次，6天净，量不多，色淡，经期情绪不宁，急躁欲哭，纳差少寐，大便干结，2~3天1行，末次月经11月28日来潮，6天净，舌苔淡黄腻质红，脉象沉迟。病属血虚肝郁，阳气亢逆。治以养血平肝，调气解郁。

处方：地黄12克　白芍9克　川芎3克　远志6克　合欢皮12克　郁金6克　制香附6克　白薇9克　丹皮9克　鸡血藤12克　6剂。

二诊：12月23日。服上方6剂，情绪较宁，纳食增加，舌苔淡黄、质红尖刺，脉细。经期将临，治以养血调气。

处方：地黄15克　当归9克　白芍9克　川芎3克　制香附6克　泽兰12克　甘草6克　鸡血藤12克　丹皮9克　远志6克　牛膝9克　6剂。

三诊：12月30日。昨晨少腹剧痛，冷汗淋漓，胸痞泛恶，自觉全身下沉无力，但未昏厥，1小时后月经来潮，量不多，色初黑后红，无血块。今日少腹痛止，但觉腰酸，头痛面浮，胃不思纳，大便干结，3日1行，舌苔灰黄垢腻，脉左沉细、右细弦。现值经行，治以疏肝益肾，清热和胃。

处方：地黄15克　当归9克　赤白芍各9克　川楝子9克　丹皮9克　橘皮6克　竹茹9克　川石斛12克　川断12克　桑寄生15克　6剂。

四诊：1975年1月3日。末次月经1974年12月

29日来潮，5天净，血量较前增多，全身自觉下沉无力，较前减轻，时间亦缩短，大便得畅，神疲乏力，浮肿依然，四肢发冷，胃纳仍差，舌苔薄黄腻、边尖略红，脉左沉细、右细弦。治以健脾和胃为主，兼益肝肾。

处方：党参12克　白术9克　扁豆9克　甘草6克　橘皮6克　山药12克　白芍9克　地黄12克　生谷芽15克　6剂。

五诊：1月10日。服上方5剂，精神较振，胃纳渐增，劳则面浮肢肿，大便干结，3日1行，舌苔薄黄腻，脉沉细微滑。治以益气养阴，佐以清热。

处方：北沙参12克　麦冬9克　玉竹12克　茯苓12克　扁豆9克　花粉12克　知母9克　地黄12克　白芍9克　6剂。

六诊：2月24日。末次月经1月30日来潮，6天净，周期已准，且性情急躁，四肢发凉，冷汗淋沥，全身下沉等症状均已消失，但行经期间，面浮肢肿依然，舌苔淡黄腻有刺，脉沉细滑。现值经前，治以养血平肝，理气清热。

处方：地黄12克　白芍9克　生龙骨15克　生牡蛎15克　丹皮9克　制香附6克　川楝子9克　青橘皮各6克　鸡血藤12克　牛膝9克　茯苓12克　6剂。

七诊：3月7日。月经于3月2日来潮，3天净，量较前多，色红，少腹稍痛，昏厥未作，浮肿减轻，舌苔薄黄腻，脉细，仍从前法加减。

处方：地黄12克　白芍9克　生龙骨15克　生牡蛎15克　丹皮9克　制香附6克　川楝子9克　鸡血藤12克　茯苓12克　瓜蒌15克　知母9克　6剂。

〔小结〕 此例由于血虚肝郁，阳气亢逆，故治法以养血平肝、调气解郁为主，使气调血和，月经渐趋正常。后再益气养阴，亢阳得以渐平，《素问·生气通天论》谓："阴平阳秘，精神乃治。"后因浮肿明显，改用调补气血之法，最后以养血平肝、理气清热调治。经治疗2月余，诸恙悉减，得到痊愈。

经行泄泻

经行泄泻多由于平素脾肾阳虚，每值经行，肝藏血少，于是肝失疏泄，脾失健运，遂致阳气不振，发生泄泻。治疗方法以健脾温肾为主，疏肝为辅。如泄泻不止，治法再以补中益气，佐以温补肾阳，使中气得振，清阳得升，则经行泄泻才能自愈。

病例 金某 女 33岁 已婚 病历号：214509

初诊：1976年2月18日。每值经行，大便泄泻，日有4~5次，腹部作胀，肠鸣，嗳气多，上次月经先期10天，量多有块，此次月经于2月15日来潮，今未净，腹痛腰酸，舌苔薄白腻、根微剥，脉象沉细。病属脾肾阳虚，肝气横逆。治以温补脾肾为主，疏肝调气为辅。

处方：党参15克 白术12克 茯苓12克 炙甘草6克 菟丝子12克 补骨脂9克 山药12克 木香6克 砂壳3克 艾叶3克 6剂。

二诊：2月25日。服上药后，腹胀减，嗳气多，大便仍稀，日1~2次，舌苔薄白腻、根剥，脉象沉软。治以温补脾肾，佐以疏肝。

处方：党参15克 白术12克 炮姜6克 炙甘草6克 菟丝子12克 补骨脂9克 吴萸3克 木香6克 狗脊12克

橘皮6克　6剂。

三诊：3月8日。服上方6剂，腹部仍胀，肠鸣漉漉，大便仍稀，日1～2次，口渴，舌苔中根光剥、边淡黄腻，脉象细软。现在经前，仍从前法。

处方：党参15克　白术12克　姜炭6克　炙甘草6克　山药12克　菟丝子12克　木香6克　橘皮6克　狗脊12克　桑寄生15克　6剂。

四诊：3月18日。此次月经周期复常，于3月13日来潮，5天净，量色正常，下腹仍痛，经期泄泻减少，仅1次，平时大便亦较正常，日1～2次，有时成形，右胁有时作痛，寐则盗汗，舌苔中根光剥质红，脉象沉弱。病有好转，仍服前方6剂。

五诊：4月9日。此次月经先期7天，4月6日来潮，量较多，色黑，下腹仍痛，腰酸便泻，日2次，肠鸣漉漉，舌苔中根光剥、边腻，脉沉细软。治以温补脾肾。

处方：党参15克　白术12克　炮姜6克　炙甘草6克　破故纸6克　菟丝子12克　木香6克　狗脊12克　桑寄生15克　山药12克　9剂。

六诊：4月22日。末次月经4月6日来潮，5天净，量较多，色先黑后黯红，经后下腹疼痛减轻，大便泄泻未止，日2～3次，肠鸣，白带较多，舌苔中根光剥、边腻，脉沉细软。治以补中益气，温补肾阳。

处方：党参15克　白术12克　黄芪12克　炙甘草6克　升麻炭3克　巴戟天6克　补骨脂6克　菟丝子12克　木香6克　大枣6枚　9剂。

七诊：5月6日。前用补中益气，温补肾阳之法，诸恙均见转机，此次月经于5月2日来潮，5天净，量较前减少，色红，下腹疼痛亦减，大便次数明显减少，1～2日1行，但不成形，关节酸楚，舌苔中根光剥、边淡黄腻，脉沉细软。仍从前法。

处方：党参15克　黄芪12克　白术12克　桂枝6克　白芍9克　炙甘草6克　防风炭6克　菟丝子12克　川断12克　山药12克　大枣6枚　9剂。

〔小结〕　此例属于经行泄泻，主要由于命门火衰，未能蒸发脾阳，脾弱不能统血，血虚肝失所养，失其疏泄之常。通过辨证，病在肝脾肾三经，主要在于脾肾，故治法以温补脾肾为主，疏肝调气为辅。病情始初并不见效，后再采用补中益气以升清阳、温补肾阳以壮命火立法，诸恙逐渐得以向愈。

妊娠病

妊娠恶阻

恶阻，又名妊娠呕吐，是妊娠初期影响孕妇饮食的一种临床表现。其原因是由于妇女怀孕之后，血聚胞宫，以养胎元，遂致血不养肝，肝气易逆而犯胃，或肝胃不和、痰气凝滞，或脾胃虚弱、升降失常，都能使气从上逆，胃浊不降，发生呕吐。又因孕妇体质之强弱，以及呕吐程度之轻重，而致耗伤津液之多寡，又可出现各种不同之兼证。如病情较重，恶心呕吐剧烈，应当根据不同的症状，进行治疗，否则可能使孕妇体力衰弱，形肉消瘦，或诱发其他疾病。

钱老治疗此症，根据患者具体情况，通过辨证，多数采用平肝降逆、调气和胃、清热化痰、益气温中、养阴生津等法施治。用药精简，使患者易于接受，不致服药即吐，疗效尚好。

例一　关某　女　32岁　已婚　病历号：142987（首都医院）

初诊：1959年11月30日。妊娠6周，头晕泛恶，呕吐经常发作。11月4日因呕吐甚，曾经住院治疗。现感胃脘不适，频频泛恶，呕吐酸水及苦水，口干不思饮，夜来失寐，便闭溲少，舌苔中黄、边微白，脉细弦微数。证属肝旺气逆，胃浊不降。治以平肝理气，降浊和胃。方用戊己丸合二陈汤加减。

处方：黄连1.8克　生白芍9克　橘皮3克　姜半夏6克　茯苓12克　旋覆花6克（包）　北秫米9克　3剂。

二诊：12月3日。头晕渐平，呕吐犹作，口干喜饮，大便干结，舌苔根黄质绛，脉细弦滑。治以理气和胃，清热化浊，方用橘皮竹茹汤加减。

处方：橘皮3克　竹茹6克　生姜6克　乌梅3克　知母6克　茯苓9克　枇杷叶9克　2剂。

三诊：12月14日。胃脘不适，食后即吐，涎唾甚多，口干而苦，便干溲黄，舌苔黄腻，脉细弦微数。治以调肝胃，降逆气，再从原方加减。

处方：黄连1.8克　生白芍9克　橘皮3克　竹茹6克　茯苓9克　姜半夏6克　旋覆花6克（包）　芦根15克　生姜2片　2剂。

四诊：12月18日。2日来呕吐未作，胃纳尚可，头部微晕，夜寐尚安，口渴思饮，大便5日未行，舌苔薄黄，脉象细滑。拟以调和肝胃，佐以清热润肠。

处方：橘皮3克　竹茹6克　茯苓9克　旋覆花6克（包）　生白芍6克　生姜2片　柏子仁9克　3剂。

〔小结〕　此例由于肝旺气逆，胃浊不降所致，故采用平肝降逆、和胃化浊之法，以戊己丸、二陈汤、橘皮竹茹汤三方先后加减主治，使肝平胃和，浊气不致上逆，则呕吐能止。经过4次治疗，逐渐得到平复。

例二　阎某　女　成人　已婚　病历号：3652（广安门医院）

初诊：1958年4月8日。现妊娠58天，近旬余来，泛恶呕吐，不能进食，食入则吐，头晕神倦，失眠，二便俱少，舌苔薄黄腻、尖刺，脉象滑数。病属肝逆犯胃。治以平肝和胃，以降逆气，用苦辛法，拟戊己丸合橘皮竹茹汤加减。

处方：黄连1.5克　吴萸1.5克　生白芍9克　清半夏6克　代赭石9克　橘皮3克　竹茹6克　生姜2片　4剂。

二诊：4月12日。症状如前，服药即吐，依然失眠，便干溲少，舌苔白腻，脉沉滑数。治以和胃降浊，秫米半夏汤主之。

处方：秫米15克　清半夏9克　3剂。

三诊：4月16日。服上药后，呕吐得止，头晕亦平，渐可饮水进食，时觉胃中灼热，食后痞闷，夜仍失眠，大便干结，小溲黄少，舌苔薄白、中根微腻，脉象滑数、左大于右。治以清热和胃，拟以秫米半夏汤加味。

处方：北秫米15克　清半夏6克　白术6克　茯苓9克　谷芽9克　3剂。

四诊：4月19日。上药服后又吐，不能进食，头晕得止，依然失眠，大便仍干，小溲仍少，舌苔薄白边绛，脉象滑数。由于浊气上逆，胃气不和。治以和胃降浊，秫米半夏汤主之。

处方：北秫米15克　清半夏9克　3剂。

五诊：4月22日。服药后呕吐未作，但胃部觉热，口渴，夜仍少寐，头部又晕，舌苔薄白、根微黄，脉沉滑数。此属阴虚内热，胃气不和。治以养阴和胃，方用麦门冬汤加减。

处方：麦冬6克　北沙参9克　北秫米12克　清半夏6克　大枣3枚　2剂。

六诊：4月25日。服上药后未吐，已能食水果及酸味食物，胃中仍热，夜寐不宁，大便不畅，舌苔薄白腻，脉象滑数、左大于右。治以和胃清热，方以秫米半夏汤加味。

处方：北秫米15克　清半夏6克　竹茹6克　生白芍6克　4剂。

七诊：4月30日。服药后，呕吐未作，略可进干食，食后稍感胃脘不适，少寐，大便仍干，小溲尚少，舌苔薄黄腻，脉沉滑数。治以和胃调气。

处方：北秫米15克　清半夏6克　橘皮3克　竹茹9克　4剂。

〔小结〕　此例由于肝逆犯胃，气从上逆，浊阴不能下降，以致发生呕吐。故治法以平肝和胃，降气泄浊，方用戊己丸合橘皮竹茹汤加减。药后呕吐不止，改用和胃降浊之法，方用秫米半夏汤，呕吐得止，稍可饮食。继后症见头晕胃热口渴，治以养阴和胃，方用麦门冬汤加减。最后以调气和胃为治，使肝逆渐平，胃气渐和，故呕吐得止，诸恙得安。

例三　张某　女　28岁　已婚　病历号：138439（首都医院）

初诊：1959年4月15日。妊娠2个月余，近1个月来，泛恶呕吐逐渐加重，食入顷刻即吐，并吐苦水及酸水。近3日来，饮食难进，口干欲饮，头晕心慌，胸闷气短，胃脘及胸中灼热，烦躁不宁，睡眠亦差，大便已8天未通，小溲短赤，舌苔黄腻质绛，脉左虚细、右弦滑。病属肝阴虚，肝气逆，脾胃升降失常。用敛肝和中之法为治。

处方：生白芍9克　乌梅3克　五味子6克　旋覆花6克（包）　川石斛12克　北秫米9克　1剂。

二诊：4月16日。服药后，呕吐依然，胃脘及胸中灼热得止，但口干喜热饮，头晕心慌均减。今晨进流质未吐，大便仍闭，晨起腹痛，舌苔薄黄，脉左细弦、右弦微滑。治以养阴和胃。

处方：北秫米12克　清半夏6克　2剂。

三诊：4月17日。昨午呕吐1次，至今未再吐，胃脘作痛，胸部及中脘觉热，口干喜饮，头晕得止，夜寐稍宁，大便旬日未解，舌苔薄黄，脉细弦微数。治以养阴清热，化痰和胃。

处方：北秫米9克　清半夏6克　竹茹9克　枇杷叶9克　芦根15克　麦冬9克　2剂。

四诊：4月20日。3天来呕吐未作，泛恶渐止，昨晚曾呕吐1次，自觉心慌，胸中尚觉灼热，脘部作痛，口干不喜饮，大便通而不畅，舌苔薄白中剥，脉左细弦微滑、右沉细弦。治以益气和胃，温中降逆。

处方：干姜1.8克　党参6克　清半夏6克　北秫米12克　2剂。

五诊：4月22日。昨晚呕吐1次，晨起作泛，呕吐酸水，胃脘灼热且痛，口干喜饮，夜寐尚安，大便又3日未行，舌苔薄黄，脉左细弦微滑、右弦滑。治以平肝理气，清热和胃。

处方：生白芍9克　竹茹6克　北秫米12克　天花粉9克　橘皮3克　3剂。

六诊：4月24日。近4日未吐，仍感胸脘灼热，至晚增重，胃脘时痛，但不泛恶，口干，纳食尚可，睡眠较差，心悸，大便干燥，舌苔薄黄边有刺，脉左细弦微滑、右弦滑。治以清热理气，和胃安神。

处方：橘皮3克　竹茹6克　枇杷叶6克　远志6克　北秫米12克　茯神6克　天冬6克　3剂。

〔小结〕 此例由于肝阴虚，肝气逆，脾胃升降失常，故先用敛肝和中之法，继用养阴和胃，后用益气温中，使肝胃协调，呕吐得止。

例四 郭某 女 成人 已婚 病历号：38817（301医院）

初诊：1959年6月18日。现妊娠1个半月，停经30天即有泛恶呕吐。近4天加重，不能饮水进食，呕吐黄水，头晕，大便干燥，舌苔薄腻、根微黄垢，脉软滑微数。证属肝胃气逆，痰浊不降。治以和肝胃，降痰浊。

处方：北秫米12克 清半夏9克 2剂。

二诊：6月20日。入院后，服药仍吐，心中烦热，口干且苦，但喜热饮，胃脘作痛，少腹胀坠，舌苔淡黄腻、根微垢，脉左细弦数、右滑数。病因痰湿中阻，胃浊不得下降。治以益气温中，化痰降浊。

处方：党参3克 干姜3克 清半夏3克

3味研末，早晚各服1.5克，服前再加生姜汁4滴，调和徐服。

服上药后，呕吐止，诸恙渐安，以后未再服药。

〔小结〕 此症由于痰湿中阻，阳气失宣，故用补气温中化浊之法，方剂采用《金匮要略》的干姜人参半夏丸，改为散剂，药后呕吐得止。

保　胎

《素问·六节藏象论》谓：“肾者，主蛰，封藏之本，精之处也。”任主胞胎，肾与任脉相系，胎系于肾，故保胎首先以强肾为主，肾强则任脉亦强，如此则胎能巩固。脾为生化之源，气血之本，若脾气健旺，气血充盈，则又能供养胎儿生长。反之，如果孕妇素体虚弱，气血两亏，脾运不健，肝肾又虚，往往发生腰痛下血，腹部坠痛等症状，如此则最易引起流产。治疗方法应当采取补气血，益脾肾，和肝胃，兼固胎元，以期达到妊娠足月而顺利分娩。

钱老治疗此症，首先从辨证着手。如气血两虚者，治以补气养血，采用十圣散，或泰山磐石饮；气虚者，主以补气，方用补中益气汤加减；脾弱肾虚者，治以健脾补肾，方用千金保孕丸合四君子汤；如有热象，再加黄芩、知母，如有气滞；再加橘皮、木香。总之以补肝肾为主，健脾胃为辅。从上所述，都是治本之法，所谓治病必求其本。因此无论胎漏、胎动不安、滑胎等，经治疗后，往往都能足月而顺利分娩。

例一　徐某　女　成人　已婚　病历号：125560（首都医院）

初诊：1959年8月26日。2年前曾连续流产2次，现妊娠已6月余，在妊娠2个月时，开始腰痛，腹痛下坠，白带较多，阴道有少量出血，经中药治疗后好转，现感腰酸腹痛，带下绵绵，大便溏薄，舌苔薄白腻，脉左弦数、右滑数。治以补中益气，疏肝强肾。

处方：黄氏15克　白术9克　山药9克　菟丝子9克　桑螵蛸12克　升麻3克　木香6克　五味子6克　生杜仲12克　川断12克　5剂。

二诊：8月31日。腹部仍痛，腰酸下坠，似有便意，舌苔黄腻，脉左弦滑数、右弦数，仍从前法。

处方：黄芪15克　白术9克　山药9克　菟丝子6克　升麻3克　五味子6克　木香6克　生杜仲12克　川断12克　桑螵蛸12克　5剂。

三诊：9 月 9 日。活动后有腹痛。腹胀及腰酸已减，少寐，口干齿痛，舌苔薄白，脉左滑数、右细数。治以补气养阴，佐以清热。

处方：黄芪 15 克　党参 9 克　山药 9 克　茯苓 9 克　木香 6 克　川断 12 克　生杜仲 12 克　桑螵蛸 9 克　黄连 3 克　菊花 6 克　3 剂。

四诊：9 月 11 日。有时仍感腹痛，腰酸及腹胀皆减，夜寐不安，舌苔薄白腻，脉左细数、右细滑数，仍从前法加减。

处方：黄芪 15 克　山药 9 克　天冬 6 克　黄芩 6 克　知母 9 克　生杜仲 12 克　川断 12 克　生阿胶 15 克　桑螵蛸 12 克　磁石 15 克　4 剂。

五诊：9 月 24 日。腹痛且坠，劳则尤甚，少寐，腰酸，带下绵绵，便溏溲频，舌苔薄白，脉细滑数。治以健脾强肾，佐以疏肝宁心。

处方：党参 12 克　白术 9 克　菟丝子 9 克　生杜仲 12 克　川断 12 克　桑螵蛸 12 克　木香 6 克　茯神 12 克　远志 6 克　黄芩 4.5 克　6 剂。

后以上方，续服半月。

六诊：10 月 26 日。昨晚腹痛频作，腰酸流黄带，便溏，舌苔白微腻，脉左弦数、右滑数。治以健脾强肾，以固胎元。

处方：白术 9 克　山药 9 克　菟丝子 9 克　莲肉 12 克　木香 6 克　五味子 6 克　生杜仲 12 克　桑寄生 12 克　大枣 4 枚　10 剂。

七诊：11 月 9 日。腹痛时作，腰痛带多，大便正常，小溲色黄，舌苔薄黄，脉弦滑数。治以调补肝肾，佐以健脾。

处方：山药12克　当归9克　白芍9克　川芎6克　白术9克　茯苓9克　川断12克　桑寄生12克　灯心1.8克　5剂。

〔小结〕 妊娠下血，病名胎漏，往往易于引起流产。此例由于中气不足，肝失条达，肾阴又虚，故始用补中益气、疏肝益肾之法，后再以健脾强肾为治。治疗将及3个月，患者气血渐复，胎元渐固，于11月24日，正常分娩一男孩。

例二　孙某　女　31岁　已婚　病历号：129830

初诊：1976年2月18日。结婚4年不孕，功能性子宫出血10年余，经治疗后，现已怀孕2月余，怀孕40天时，曾见红7天。目前腹痛腰酸，胸闷心慌，带多色黄，有时泛恶，寐差便艰，舌苔白腻、尖有瘀点，脉象沉细。病由肝气逆，脾气弱，心肾又虚。治以调肝脾，益心肾。

处方：党参12克　白术9克　茯苓12克　山药12克　麦冬9克　橘皮6克　苏梗6克　川断12克　桑寄生15克　大枣4枚　6剂。

二诊：2月26日。服上药6剂，诸恙均见减轻，劳则午后少腹隐痛，腰酸，胃纳正常，空腹仍欲泛恶，舌苔白腻、尖有瘀点，脉左软微数、右细软微数。病由脾胃不健，肝肾又虚。治以健脾胃，补肝肾。

处方：党参12克　白术9克　茯苓12克　山药12克　玉竹12克　橘皮6克　木香6克　川断12克　桑寄生15克　狗脊12克　6剂。

三诊：3月11日。妊娠3月，服上药后，少腹痛止，有时腰酸，咽干，鼻干如塞，胃纳二便如常，舌苔薄白腻、尖有瘀点，脉左软滑、右细滑。病由肺气弱，肾阴虚。治以补气养阴，以固胎元。

处方：党参12克　白术9克　山药12克　麦冬9克　橘皮6克　川断12克　桑寄生15克　玉竹12克　6剂。

〔小结〕　此例胎漏，乃因肝气之逆，脾气之虚，心肾不交所致，故治法以和肝脾、补心肾、固胎元，使肝气平，脾气旺，胞胎得养，而顺利分娩。

例三　黄某　女　成人　已婚　病历号：7377（广安门医院）

初诊：1956年2月23日，有2次流产史，均在妊娠2个多月时，此次又妊娠2月余，自感腰髋皆痛，腹部经常作胀，头晕，大便干燥，有时便血，舌中剥，脉象滑数。病由肝肾两虚，治以滋养肝肾，以固胎元，方用千金保孕丸加味。

处方：山药9克　杜仲12克　川断12克　白术9克　龟甲15克　牡蛎15克　白芍9克　女贞子9克　阿胶9克　黄芩6克　砂仁6克　桑寄生15克　6剂。

二诊：3月23日。妊娠3月余，腰腿酸痛，食后，胃部微痛，有时腹部作痛，舌中微剥，脉左滑数、右弦数。证属肝肾两虚、脾胃不健，治以补肝滋肾、健脾和胃，方用千金保孕丸合香砂六君子汤加减。

处方：党参9克　白术9克　山药9克　川断12克　桑寄生15克　五味子6克　白芍9克　橘皮6克　砂仁3克　木香6克　莲肉12克　苎麻根12克　8剂。

三诊：4月9日。妊娠4个月，时有腰腿疼痛，肩关节酸麻，舌苔微剥，脉左濡滑数、右弦微数。肝主筋，肾主骨，肝肾两虚，筋骨失养。治以滋补肝肾，千金保孕丸加味。

处方：干地黄15克　麦冬9克　白术9克　山药12克

木瓜9克　橘皮6克　砂仁3克　生杜仲12克　川断12克　白芍9克　桑寄生15克　8剂。

四诊：6月1日。妊娠5月余，夜寐不长，肩酸髋痛，手掌心热，小溲色黄，舌苔微黄中剥，脉弦滑数。由于肝肾两虚，心脾又弱，治以滋肝肾、养心脾，方拟四物汤合千金保孕丸加减。

处方：熟地12克　当归9克　白芍9克　白术9克　茯神12克　天冬9克　枣仁12克　五味子6克　远志6克　龙眼肉12克　川断12克　生杜仲12克　8剂。

〔小结〕 此例由于肝肾两虚，心脾又弱，故治法以补肝肾、益心脾为主，治疗至妊娠5月余，后于1956年9月18日足月顺产一女孩。

例四　刘某　女　28岁　已婚　病历号：037189（广安门医院）

初诊：1961年9月22日。孕2产0，婚后流产、早产各1次。一次为妊娠6个月早产（双胎），一次妊娠3个半月流产，现又怀孕3个月，于停经40天有反应，曾服中药保胎。于9月上旬，曾在妇产医院住院12天保胎，现腹部隐痛下坠，腰部酸痛，气短纳差，夜寐多梦，二便如常，舌苔黄腻、边有刺，脉左细数尺弱、右细数微弦。由于早产、流产，气阴两伤，气虚则胎元不固，阴虚则胞脉失养。治以补中益气，养阴滋肾，方拟补中益气汤合千金保孕丸加减。

处方：黄芪12克　党参9克　炙甘草3克　橘皮3克　升麻6克　熟地12克　白芍9克　艾叶4.5克　阿胶12克　山药9克　生杜仲12克　川断12克　白术6克　5剂。

二诊：9月28日。腹痛下坠，腰酸渐减，有时腹胀，大便干结，小溲频数，夜寐梦多，头晕乏力，舌苔淡黄腻、根有刺，脉细软微弦。治以健脾胃，补肝肾。

处方：党参9克　白术9克　山药9克　艾叶4.5克　菟丝子9克　金樱子9克　木香4.5克　砂仁1.8克　川断12克　生杜仲12克　谷芽12克　大枣3枚　6剂。

三诊：11月1日。服上方10余剂，腹部仍时有隐痛，腰部酸痛，小溲频数，眠差，纳食正常，舌苔黄有刺、根微垢，脉左细数、右弦数。治以补肝强肾，佐以理气清热。

处方：白芍9克　五味子9克　麦冬9克　阿胶12克　黄芩6克　白术6克　桑螵蛸12克　金樱子9克　川断12克　桑寄生12克　苏梗6克　芦根15克　6剂。

四诊：1962年1月10日。连服上方月余，自感腹坠胀痛及腰酸均减轻，惟近1周来，又感右侧腰痛较甚，胃脘仍痛，影响睡眠，时有胎动不安，腿足浮肿，经常抽筋，纳食一般，大便正常，小溲混浊，舌苔黄边有刺，脉左细数、右弦数微滑。治以和肝胃，补脾肾。

处方：川石斛12克　橘皮3克　竹茹9克　旋覆花6克（包）　木瓜9克　生杜仲12克　川断12克　桑寄生12克　黑豆15克　干地黄12克　狗脊12克　金樱子9克　6剂。

五诊：1月25日。近半月来，腰酸加重，睡眠亦受影响，1周来腹坠溲频，入夜尤甚，21日曾在某医院检查，诊断为先兆早产，近日反胃吐酸，大便正常，舌苔根黄有刺，脉左细数、右细弦数。治以补肝肾，健脾胃，兼固胎元。

处方：熟地12克　白芍9克　麦冬9克　阿胶12克　菟丝子9克　金樱子9克　砂仁1.8克　木香4.5克　木瓜9克　狗脊12克　川断12克　生杜仲12克　6剂。

〔小结〕　此例曾因早产及流产，以致气阴受伤，胎元不固，胎动不安，主要表现为腰痛、腹痛下坠。腰为肾之府，胎系于肾，肾虚故腰痛。气阴两虚，胎元不固，胞脉失养，故腹痛下坠。治法首先在于强肾，肾强则胎固，其次兼调肝脾。治疗半年，诸恙渐安，未再服药。后于1962年3月，足月顺产一男孩。

例五 赵某 女 成人 已婚 病历号：137261（首都医院）

初诊：1959年3月1日。婚后21年，先后流产、早产11次，均在妊娠2～7个月时发生，虽屡次积极进行治疗，但仍不能避免流产，现尚无子女，今又妊娠2月余，仍恐流产，于2月13日入院保胎。近感坐久腰酸，汗多，口干不喜饮，小溲频数，胃纳尚佳，舌苔淡黄腻，脉左寸关细滑、尺弱，右沉细滑。由于屡次早产及流产，遂致肾阴受伤，胎系于肾，肾虚则胞胎不固，酿成滑胎。治法当以补肾为主，以固胎元。

处方：熟地12克 萸肉9克 山药9克 当归9克 生杜仲12克 川断12克 菟丝子9克 龙骨12克 生牡蛎15克 阿胶珠12克 4剂。

二诊：3月6日。服药后，腰酸溲频得减，时有头晕目眩，心烦易怒，汗多，舌苔边白腻、中黄，脉细微弦、左尺尤弱。病由肝肾阴虚，脾胃气弱。治以补气以健脾胃，养阴以滋肝肾。方拟补中益气汤合千金保孕丸。

处方：党参9克 黄芪12克 白术9克 升麻2.4克 柴胡2.4克 炙甘草3克 当归9克 橘皮3克 山药9克 川断12克 生杜仲12克 3剂。

三诊：3月16日。又按上方续服数剂，诸恙均减，现时有腰痛，少腹觉冷，白带多，舌苔黄，脉左沉微滑、右细弱。治以补脾强肾。

处方：黄芪15克　白术9克　山药9克　升麻3克　二仙胶12克　生杜仲12克　川断9克　菟丝子9克　熟地12克　4剂。

又服上方10余剂，腰酸腹冷均减，于4月1日出院。

四诊：6月29日。再次住院，患者已妊娠28周，因前数胎早产时间均在6～7个月间，故来住院保胎。现无不适，腰部不酸，腹部尚舒，眠食二便均正常，舌苔黄腻微垢，脉象沉滑。治以补气血，固胎元。方拟泰山磐石饮合千金保孕丸加减。

处方：黄芪12克　党参6克　白术9克　山药9克　熟地12克　当归9克　白芍9克　川断12克　生杜仲12克　砂仁1.8克　黄芩6克　4剂。

〔小结〕　此例由于屡次流产及早产，气阴损伤，故采用补气健脾、养阴强肾之法治疗，于妊娠37周，估计胎儿可以存活，在9月1日用药物及剥膜引产，分娩一女孩。

例六　激某　女　成人　病历号：141874（首都医院）

初诊：1959年9月14日。孕4产0，第1、2胎为早期流产，第3胎保胎至6个月时又流产，现妊娠2月余。此次孕后，常感腰酸，纳差，大便3日未解，现住院治疗。住院前4天，有少量阴道出血，住院后血止，舌苔黄微垢、中剥边尖有刺，脉左滑微数、右细。病由肝肾两亏，胞脉不固，治以补肝肾以固胎元，方用千金保孕丸加味。

处方：白术9克　山药9克　茯苓9克　菟丝子9克

桑寄生12克　生杜仲12克　艾叶3克　阿胶珠12克　黄芩6克　川断12克　3剂。

二诊：9月23日。又服前方2剂，近日经常腰痛，腹部阵痛下坠，气短口渴，大便干燥，眠食正常，舌苔黄厚腻，脉细、左微滑尺弱，治从前法加减。

处方：党参9克　山药9克　木香6克　砂仁1.8克　白芍9克　川断12克　杜仲12克　桑寄生12克　菟丝子12克　黄芩6克　远志6克　柏子仁9克　2剂。

患者服上方20余剂，腹痛腰酸明显减轻，惟胃纳较差，并有泛恶呕吐，再以前法加调气和胃之剂。

三诊：10月26日。服药后，泛恶呕吐渐减，腰背稍酸，小腹稍感坠痛，仍觉口干，纳差，大便昨行3次尚调，小便如常，夜寐不宁，舌苔薄白、中光剥质绛，脉象滑数。治以补益肝肾，以固胎元。

处方：当归9克　熟地12克　白芍9克　川芎3克　艾叶3克　阿胶珠12克　生龙齿15克　白术9克　黄芩6克　橘皮3克　生杜仲12克　2剂。

服上药后，腰酸腹痛得减，加用调和肝胃之剂，泛恶呕吐得止，后服养阴清热安胎之剂治疗。

四诊：11月12日。诸恙渐安，夜寐亦宁，纳食二便均得正常，舌苔淡黄腻、尖绛有刺，脉象软滑。仍以养阴清热，以固胎元。

处方：玄参9克　麦冬9克　五味子6克　阿胶珠15克　杜仲12克　川断12克　菟丝子12克　桑寄生12克　当归9克　白芍9克　山药9克　生牡蛎15克　5剂。

另处丸方如下：

菟丝子60克　杜仲60克　川断60克　山药60克　阿胶珠60克　当归60克　白芍60克　熟地60克　玄参60克

麦冬60克　五味子30克　茯神60克　生牡蛎60克

上药各研细末和匀，炼蜜为丸，每丸重6克，早晚各服1丸。

〔小结〕 此例由于屡次流产，气阴两虚，阴虚则肝肾失滋，气虚则脾胃不健，故治法先以补肝肾、健脾胃，后再用养阴补肾、清热固胎之法。连服上列汤剂和丸剂，情况稳定，于1960年4月9日安然分娩。

注：此例曾用过西药黄体酮、维生素E及镇静药治疗。

例七　高某　女　成人　已婚　病历号：140684（首都医院）

初诊：1959年7月9日。患者既往流产及早产2次，第1次7个月早产，第2、3胎均为早期流产，现又妊娠55天，昨日感觉腰酸，并下腹阵痛，今日痛势较重，但未出血，舌苔黄微垢，脉象细数。病由气血两虚，胎元不固。治以补气血以固胎元，方用十圣散合千金保孕丸。

处方：党参9克　黄芪15克　白术9克　炙甘草3克　山药9克　熟地12克　当归9克　白芍9克　川芎3克　川断12克　砂仁1.8克　杜仲12克　4剂。

二诊：7月23日。服药后腹痛得止。于7月11日上班后，阴道有出血，继续服中西药后血止。于7月20日因又有粉红色分泌物，且有腹部阵痛，出血已3天未止，随即住院，舌苔黄腻根垢，脉象弦滑。治以健脾、补肝、益肾，兼固冲任，方用胶艾汤合千金保孕丸加味。

处方：白术6克　山药9克　熟地黄12克　当归6克　白芍9克　川芎3克　艾叶3克　阿胶珠9克　炙甘草3克

黄芩6克　生杜仲12克　川断12克　2剂。

三诊：7月24日。阴道流血减少，腰腹不痛，睡眠稍差，舌苔薄黄腻，脉象弦滑，仍从原法加减。

处方：白术6克　山药9克　熟地黄12克　白芍9克　艾叶3克　阿胶珠12克　黄芩6克　生杜仲12克　川断12克　3剂。

患者于7月26日出血得止，再以补肝益肾、健脾和胃之法，调理至8月18日出院。

四诊：10月23日。患者出院后，仍来门诊治疗，于10月20日，因工作稍劳又有腹坠及阴道出血现象，于10月21日再行住院，又服健脾补肾之剂，昨晚出血渐少，今晨未见，腰酸腹坠，口干，舌苔白腻，脉沉滑微数。治以补中益气，强肾固胎。

处方：黄芪12克　党参9克　当归9克　白术9克　升麻3克　炙甘草3克　山药12克　杜仲12克　川断12克　橘皮3克　菟丝子9克　桑螵蛸12克　3剂。

服药后，阴道出血于10月24日止，腰酸腹坠消失，再守前方，继续服药至10月30日出院。

五诊：11月2日。患者出院当晚，又复腹坠，次晨阴道有少量出血，又急诊入院，昨日阴道出血不多，腹部隐痛，腰酸纳差，口干不思饮，舌苔中糙黄，脉象左滑数、右细数微滑、尺弱。治以健脾固肾，佐以清热。

处方：党参9克　白术9克　川断12克　桑寄生12克　砂仁1.8克　木香6克　桑螵蛸12克　黄芩6克　3剂。

六疹：11月11日。阴道出血于11月3日止，近日时有鼻衄，坐久腰酸，眠差，舌苔白腻、中微黄，脉左弦滑数、右细弦数。仍从前法加减。

处方：白术9克　山药9克　茯神9克　旱莲草9克　女贞子9克　橘皮3克　杜仲12克　川断12克　5剂。

出院时，另处丸方续服。

熟地60克　山药60克　白术60克　白芍60克　当归60克　旱莲草60克　女贞子60克　橘皮30克　杜仲60克　川断60克　黄芩30克　阿胶珠60克

上药为末，炼蜜为丸，每丸重6克，每日早晚各服1丸。

〔小结〕 此例始初腰酸腹痛，阴道出血，治以补气血、固胎元。继后出血时作时止，腹坠，采用补中益气，强肾固胎，佐以清热之法。治疗将及半年，诸恙渐安，于1960年2月24日，足月分娩一男孩。

例八　龚某　女　28岁　已婚　病历号：138344（首都医院）

初诊：1959年4月10日。习惯性流产3次，现又妊娠6个多月。近2月来，阴道有不规则陈旧性出血，色黯紫，量中等，腰酸，腹痛下坠，纳食，睡眠，二便均正常，舌苔淡黄腻、中光，脉左细软微滑、右弦滑数。病由肝肾阴虚，肠胃蕴热所致。治以养阴清热，方用胶艾汤加味。

处方：干地黄12克　当归9克　白芍9克　川芎3克　艾叶3克　生阿胶12克　生甘草3克　黄芩6克　知母9克　藕节12克　4剂。

二诊：4月17日。服药后，阴道出血已止3天，腰酸，舌苔薄黄、尖微红，脉细滑数、尺弱。拟再养肝补肾，以固胎元。

处方：干地黄12克　当归9克　白芍9克　生阿胶12克　生龟甲15克　川断12克　杜仲12克　山药9克　桑寄生

12克　橘皮3克　3剂。

三诊：4月20日。近日来未见出血，腰酸亦减，夜来少寐，舌苔薄白，脉弦滑、左尺弱。治以补益肝肾，以固胎元。

处方：干地黄12克　当归9克　白芍9克　阿胶珠12克　生龟甲15克　川断15克　杜仲9克　山药9克　桑寄生12克　远志6克　4剂。

〔小结〕　患者有习惯性流产史，此次从妊娠4个月起，阴道即有不规则陈旧性出血，延续2个月，主要由于阴虚血热，故采用养阴清热之法。服药4剂，阴道出血即止，后再用补肝强肾以固胎元之法，而诸恙渐安，后遂足月分娩。

妊娠水肿

妊娠水肿主要由于脾弱积湿，气失运行所致。治疗方法以益气健脾为主，佐以化湿，方用香砂六君子汤加减。如小溲不多，改用化湿利水之法，方用白术散或五皮饮加味；如肿势较甚，小溲甚少，方用天仙藤散加减，使小溲增多，则肿势可消。但用利水之利，不能用滑利之药，恐伤及于肾，而致影响胎元，因胎系于肾，肾伤则胎元不固。故在临诊时，需要特别慎重，以免有顾此失彼之弊。

例一　周某　女　33岁　已婚　病历号：115119（首都医院）

初诊：1959年7月2日。孕1产0，预产期1959年8月2日。现孕36周，在妊娠3个月时，即有下肢浮肿，休息后消失，妊娠28周时下肢浮肿较甚，至妊娠36周时下肢浮肿更甚。最近2周内，体重增加4.4

公斤，血压升至 140/110 毫米汞柱（基础血压 100/80 毫米汞柱）。西医诊断：妊娠肾病Ⅰ°。

刻诊腿足浮肿，神疲乏力，食后脘胀，二便正常，稍劳腰痛，睡眠一般，胸闷（左肺已切除），舌苔薄白、中微淡黄，脉左沉弦微滑、右沉滑。病由脾弱积湿，气失运行。治以益气健脾，佐以化湿。

处方：党参6克　白术9克　连皮苓12克　炙甘草3克　橘皮3克　木香6克　砂仁3克　黄芩炭6克　五加皮6克　桑寄生12克　2剂。

服药后，诸症皆减轻，再服上方5剂。

二诊：7月8日。服上药7剂，肢肿消退，胃纳较振，胸膈痞闷，夜寐不安，舌苔薄白，脉左细微弦、右弦滑。证属血虚肝旺，气失运行。治以养血平肝，理气安神。方用钩藤汤加减。

处方：当归9克　白芍9克　钩藤9克　桔梗6克　茯神9克　青木香9克　扁豆衣9克　川石斛12克　黄芩炭6克　桑寄生12克　2剂。

〔小结〕 此例病由脾弱积湿，气失运行，兼之血压又高，故治法先以健脾理气为主，继后再以养血平肝，主要调治肝脾，使肝平脾健。因此在产前未再浮肿，血压亦趋正常，于1959年7月25日平安分娩。

例二　孟某　女　成人　已婚　病历号：139134（首都医院）

初诊：1959年4月20日。孕3产2，预产期1959年5月10日。近2周来下肢浮肿（++），小便黄少，体重67.2公斤，尿蛋白（-），血压 130/106 毫米汞柱，西医诊断：妊娠肾病Ⅰ°。

刻诊腿足浮肿，大便溏薄，日2~3次，眠食尚可，舌苔白腻，脉左沉滑、右滑细弱。证属脾肾两虚，水湿停积。治以健脾益肾，利水化湿。

处方：黄芪9克　白术9克　茯苓皮12克　炙甘草3克　山药9克　猪苓9克　防己6克　五加皮9克　生杜仲12克　川断12克　木香6克　菟丝子9克　2剂。

二诊：4月22日。服药后浮肿稍退，小便增多色黄，便溏，日1～2次，检查体重稍降，血压正常，舌苔薄白腻、中微黄，脉左细滑弱、右沉滑。病情稍见转机，再从前法加减。

处方：白术9克　茯苓皮12克　山药9克　生杜仲12克　川断12克　木香6克　菟丝子9克　猪苓9克　5剂。

三诊：5月8日。停药数日，浮肿又甚，足背肿胀而痛，体重66.8公斤，血压正常，尿蛋白（-），大便溏薄，日2～3次，小便黄，舌苔白腻，脉右沉滑、左细滑。治以健脾祛湿，方用白术散合五皮饮加减。

处方：白术9克　茯苓皮12克　猪苓9克　车前子12克　大腹皮9克　桑白皮9克　橘皮3克　木香6克　荷叶12克　3剂。

四诊：5月11日。服药后，浮肿稍退，纳食睡眠正常，便溏，日2～3次，小溲仍少，检查体重66.7公斤，血压正常，尿蛋白（-），舌苔淡黄腻，脉沉滑左细。治以健脾利水。

处方：白术9克　茯苓皮12克　猪苓9克　车前子12克（包）　大腹皮9克　桑白皮9克　橘皮3克　木香6克　防己6克　炙甘草3克　3剂。

五诊：5月14日。临预产期近，浮肿加重，口渴喜饮，尿量正常，体重68.7公斤，血压正常，尿蛋白（-），舌苔淡黄腻，脉左沉细滑、右沉滑。治以理气行水，方用天仙藤散加减。

处方：天仙藤9克　制香附6克　橘皮3克　炙甘草3克　乌药9克　木瓜6克　茯苓皮12克　车前子12克　4剂。

六诊：5月18日。前进理气行水之剂后，肿势大消，足背微肿，小溲增多，口渴渐解，体重67公斤，血压正常，尿蛋白（－），舌苔薄黄，脉左细弱而滑、右弦滑。再从原法加减。

处方：白术9克　山药9克　茯苓9克　橘皮3克　天仙藤9克　炙甘草3克　制香附6克　炒牛膝6克　2剂。

〔小结〕　此例病由脾肾两虚，水湿停积，故采用补脾肾、化水湿之法，继后用健脾化湿、理气行水为治。治疗1个月，浮肿完全消退，于1959年5月21日平安分娩。

先兆子痫

先兆子痫，此症往往在妊娠8～9个月时期，发生头痛头晕，目花泛恶，血压较高等现象。其主要原因是由于母血供应胎儿，以致肝藏血少，肝阳亢越，内风暗旋。治疗方法，先以平肝熄风，清热宁心，使肝平心清，风熄火降，如此则不致形成子痫，达到足月平安分娩。

例一　张某　女　成人　已婚　病历号：139032（首都医院）

初诊：1959年5月12日。初产妇，孕36周。孕妇于妊娠初期无泛恶呕吐，至妊娠30周时，开始有头晕头痛，眼花，在门诊治疗，近日症状加重，血压增高而入院，西医诊断：妊娠肾病Ⅲ°。现自觉头晕颇甚，口渴喜饮，肢肿，夜寐多梦，大便干结，小便正常，血压 150～200/110～130 毫米汞柱，尿蛋白（－），体重 53.5 公斤，舌苔黄腻中剥，脉象弦滑。病由肝阳亢越，内风蠢动。治以平肝熄风，拟钩藤汤合羚角琥珀散加减。

处方：桑叶6克　菊花6克　钩藤6克　白芍9克　石决明15克　黄芩6克　夏枯草6克　当归9克　1 剂。

另：羚角琥珀散3克，分 2 次，早晚各服 1 次。

次日，头仍晕，口渴减，大便不干，睡眠安，舌苔糙薄黄，脉弦滑，血压 150～200/100～120 毫米汞柱，仍服前方及羚角琥珀散6克，每服 1.5 克，4 小时服 1 次。

二诊：5 月 14 日。汤散并进后，血压较为平稳，今天血压波动在 120～170/86～120 毫米汞柱之间，仍觉头晕目眩，口渴思饮，腰部稍酸，纳食、睡眠、小便均正常，舌苔薄黄腻，脉象弦滑。治以平肝宁心，祛风清热。

处方：钩藤9克　玄参9克　当归6克　桑寄生12克　菊花6克　黄芩6克　白薇9克　牛膝9克　丹皮6克　白蒺藜9克　2 剂。

另：平肝散6克，日服 3 次。

三诊：5 月 15 日。服上药后，头晕稍减，血压偏高，150～160/100～110 毫米汞柱，时觉烘热汗出，口仍干，舌苔薄黄腻，脉象滑而有力。治以养血祛风，平肝清热。

处方：钩藤9克　玄参9克　当归9克　天麻6克　桑寄生12克　菊花6克　生龙齿15克　3 剂。

四诊：血压 140～180/100～130 毫米汞柱，头部仍晕，口渴喜饮，胃纳稍差，小便黄少，睡眠尚安，舌苔淡黄腻边刺，脉象弦滑。治以镇肝，熄风，清热。

处方：羚角琥珀散，每次3克，日服3次，连服2天。

后仍以羚角琥珀散，1日4次，每次1.5克。

〔小结〕 此例由于肝阳亢逆，内风蠢动，故以平肝熄风、清热宁心之法，方用钩藤汤加减，再加羚角琥珀散及平肝散。症状仍有头晕烘热，口渴喜饮，血压维持在130～170/94～120毫米汞柱，体重减少2.5公斤。经过治疗，病情未发展，于妊娠37周时，在5月23日，以药物加剥膜引产，当日平安分娩，产后又再调理，血压正常，康复出院。

例二 王某 女 成人 已婚 病历号：139018（首都医院）

初诊：1959年5月11日。初产妇，妊娠37周，预产期1959年6月6日，孕妇于妊娠早期泛恶，呕吐不甚，未作产前检查，于4周前第1次在某医院测量血压130/100毫米汞柱，6天前因剧烈头痛，曾住某医院治疗，住院期间血压150～190/110～120毫米汞柱，尿蛋白（++），浮肿较甚，经治疗后，浮肿消失，血压仍高，而转诊住院，西医诊断：先兆子痫。入院时症状，头痛头晕颇甚，经常鼻衄，口渴喜饮，浮肿（+），血压180/120毫米汞柱，尿蛋白（++），舌苔黄腻，脉象弦滑微弱。病由心肝血少，风阳上扰。治以镇肝熄风，清热宁心。

处方：羚角琥珀散3克，每6小时服1次。

二诊：5月12日。服羚角琥珀散后，血压稍有下降，曾经鼻衄1次，少寐多梦，头晕稍减，腰部微酸，便干溲少，舌苔黄腻，脉象左沉弦滑、右细弦滑微数。仍从前法增减，方用羚角琥珀散及钩藤汤加减。

处方：钩藤9克　当归9克　桔梗3克　桑寄生12克　茯神9克　玄参9克　菊花6克　黄芩6克　生龙齿15克　灵磁石15克　牛膝6克　1剂。

另：羚羊角粉1.2克，琥珀粉1.8克。二味相和，装入胶囊，分2次服。

三诊:5月13日。昨日血压升降在150～198/110～130毫米汞柱之间，仍感头痛，口渴减轻，夜寐易醒，二便正常，舌苔黄腻、边白腻，脉象弦微滑、两尺弱。治以育阴潜阳，和胃安神。

处方：生鳖甲15克　生龟甲15克　生牡蛎15克　橘皮3克　制半夏6克　朱茯神9克　炙甘草3克　炒牛膝6克　大腹皮9克　1剂。

另：羚角琥珀散3克，6小时1次。

四诊：5月14日。昨日夜寐不安，今日头痛加重，血压仍高，波动在150～190/110～140毫米汞柱，呕吐1次，二便正常，舌苔中黄边腻，脉象弦弱微滑而数。治以养血安神，镇肝熄风。

处方：当归9克　白芍9克　天麻6克　钩藤9克　朱茯神12克　远志6克　白薇9克　桑寄生12克　1剂。

另：羚羊角粉1.2克，分2次服。

五诊：5月15日。服药后，血压较平，在160～170/100～130毫米汞柱，头痛亦减，昨夜尚可入睡，今晨未曾泛恶，稍可进食，胃脘胀滞，小溲色黄，舌苔中黄、边白腻，脉象滑数、左细。治以敛肝祛风，宁心和胃。

处方：钩藤9克　桑寄生12克　桔梗3克　茯神9克

当归9克　橘皮6克　制半夏9克　远志6克　2剂。

〔小结〕　产妇于5月14日行剥膜引产，并配西药肼苯哒嗪、鲁米那、吗啡、杜冷丁等，于5月17日平安分娩，当时血压160/106毫米汞柱。以后用养血清热、健脾和中之法，服药16剂，血压维持在120～150/80～100毫米汞柱，仍偶有头痛汗多，便溏等症。于6月8日出院，出院前测量血压为114～120/70～74毫米汞柱。

子　痫

子痫的发生，往往在妊娠后期，或在分娩期间，突然发生头痛剧烈，头旋眩晕，遂致昏迷，两目上窜，四肢抽搐，牙关紧闭，少顷渐平，继后复作，若不急治，母子都有生命之危。主要由于肝藏之血，营养胎儿，肝血不充，遂致肝阴不足，肝阳上亢，肝旺生火，热极生风，风火交炽，侵犯心包。治疗方法以镇肝熄风，清心降火。方剂采用钩藤汤加减，再加羚羊角粉。如昏迷甚者，可加至宝丹；如体质较弱，治法改用育阴潜阳、熄风泻火，再加羚羊角粉、犀角粉（现多用水牛角代）、安宫牛黄丸、至宝丹。在此一发千钧之际，必须详细辨证，迅速治疗，才能达到转危为安。

例一　白某　女　成人　已婚　病历号：31585（301医院）

初诊：1959年7月30日。孕1产0，孕36周，预产期1959年8月24日。孕妇于妊娠7个月开始，下肢浮肿，8个月时加重，近1周来浮肿更加明显。近2天来头痛，昨又加剧，今晨头痛剧烈，骤然昏迷，倒仆于地，四肢抽搐，两目上窜，口吐涎沫，先后发作3次，每次持续1～2分钟，遂来院，西医诊断：产前子痫。测量血压170/110毫米汞柱，浮肿（++），神志半清醒，即给注射吗啡1支，服羚角琥珀散3克，以后逐渐清醒。现嗜睡，尚可对答问话，血压下降至145/110毫米汞柱，口干喜饮，大便干燥，全身浮肿，下肢尤甚，小溲量少，舌苔黄腻中微垢，脉左弦滑、右细弦。治以镇肝熄风，清心利水。

处方：钩藤9克　桔梗6克　玄参9克　桑寄生12克　茯苓皮12克　桑白皮12克　猪苓9克　泽泻9克　石菖蒲6克　陈胆星3克　葛根6克　苡仁12克　1剂。

另：羚角琥珀散3克，6小时服1次。

二诊：7月31日。神志清醒，未再抽搐，自觉头晕目眩，嗜睡，血压170/120毫米汞柱，下肢肿胀，大便干结，小溲短赤，舌苔淡黄垢腻、边白，脉左弦数、右弦滑数。治以镇肝熄风，豁痰化湿。

处方：钩藤9克　天麻6克　橘皮3克　制半夏9克　陈胆星6克　天竺黄9克　蝉蜕6克　苍术6克　防己6克　五加皮9克　茯苓皮12克　大腹皮6克　苡仁15克　杏仁12克　1剂。

另：羚羊角3克（镑片，另煎）用水500毫升，煎至100毫升，分2次服。

琥珀末3克，分2次服。

〔小结〕 此例病因，始初水湿泛滥，继后心肝阳亢，肝风内动，致子痫发生。治法以镇肝熄风，清心利水。经治疗后，虽血压较高，但神志渐清，未再抽搐，即行引产，安然分娩，产后血压仍偏高，续用养血平肝、健脾和中之法。服药10余剂，浮肿消失，血压稳定，小溲增多，纳食睡眠如常，于8月21日平安出院。

注：治疗中，曾用冬眠灵、鲁米那、水合氯醛等西药。

例二 戴某 女 31岁 已婚 病历号：145587（首都医院）

初诊：1960年2月13日上午8时。患者孕4产3，孕38周，预产期1960年2月28日，妊娠4个月时，曾作卵巢囊肿切除术，于33周时，测血压为120/90毫米汞柱，于1周前，曾在某医院复查血压为146/100毫米汞柱，尿蛋白（++），昨晚因腹痛来院，西医诊断：产前子痫。在急诊时头痛骤剧，曾抽搐4次，口唇青紫，牙关紧闭，口吐白沫，舌尖咬破，血压170/140毫米汞柱，下肢浮肿（+），以镇静降压西药处理后住院，入院后又复抽搐4次，现昏睡，血压206/142毫米汞柱，脉搏110次/分，呼吸慢，体温38℃，舌质红少苔，脉弦滑数。病由阴虚阳亢，肝风内动，痰热交炽，蒙蔽心窍。治法急以镇肝熄风，清心泻热，豁痰开窍。

处方：至宝丹1粒，研末，羚角琥珀散3克。两味开水化后，立即鼻饲。

羚羊角粉1.2克，竹沥30克，两味同服。

天竺黄9克 郁金6克 菖蒲6克 远志6克 陈胆星6克 礞石12克 地龙6克 蝉蜕6克 钩藤9克 桔梗6克 1剂。

二诊：2月13日下午8时。产妇于下午1时40分在昏睡中低位产钳助产分娩，现仍昏睡，体温40℃，喉间痰声漉漉，口鼻有出血，右下肢麻痹，下午7时30分用人工冬眠。治以育阴潜阳，熄风泻火。方用大定风珠汤加减。

处方：生鳖甲18克 生龟甲18克 生牡蛎30克 鲜

生地30克　白芍9克　麦冬9克　生甘草6克　生石决明18克　灵磁石18克　地龙9克　玄参12克　滑石15克　淡竹叶6克　牛膝9克　1剂。

另：羚羊角粉1.5克，犀角粉1.5克冲服。西洋参9克，煎水200毫升，每2小时服20毫升。

安宫牛黄丸、至宝丹，第6小时服1丸，交替使用。

三诊：2月14日。今日上午9时，产妇仍昏睡未醒，人工冬眠中，血压120/90毫米汞柱，体温35.5℃，舌苔薄白，脉细弦尺弱。治以育阴潜阳，豁痰开窍。

处方：生地黄15克　天冬9克　玄参9克　生龙齿30克　生牡蛎30克　生石决明30克　丹皮9克　生牛膝9克　远志6克　菖蒲6克　郁金6克　天竺黄9克　淡竹叶9克　灯心3克　1剂。

另：《局方》牛黄清心丸，早晚各服1丸。

四诊：2月14日下午6时30分。服药后，于今日下午2时30分产妇神识恢复清醒，可以简单答话，3时30分为促进尿量，作肾区拔火罐，至6时30分，半日排尿量200毫升，左侧上下肢举动灵活自如，右上下肢不能举动，瞳孔反射有进步，足肿减退，舌苔薄白，脉弦滑数有力。再以原法加利水之剂。

处方：生地黄15克　白芍9克　生龙齿30克　生牡蛎30克　远志6克　沙参9克　菖蒲6克　郁金6克　木香6克　橘皮3克　茯苓皮12克　车前子15克（包）　泽泻9克　僵蚕9克　1剂。

五诊：2月15日。血压144/98毫米汞柱，于今晨

4时作最后一次人工冬眠，右上下肢已能自举，但较健时为弱，口角不歪，夜间4小时尿量120毫升，自述咽痛，心中烦热。去胃管，服胖大海及橘子水代茶，舌苔薄白，脉弦滑数。治以育阴潜阳，平肝豁痰。

处方：生地黄15克　白芍9克　玄参9克　麦冬9克　生龙齿30克　生牡蛎30克　紫贝齿30克　天竺黄9克　菖蒲6克　远志6克　生牛膝6克　桔梗6克　1剂。

六诊：2月16日。神志清楚，两侧上下肢活动如常，自觉口干，手指作胀，昨日尿量为1400毫升，血压140～150/90～100毫米汞柱，体温37.2℃，口唇生疱疹，舌苔薄黄、少津，脉弦滑数。治以平肝潜阳，养阴生津。

处方：生石决明24克　紫贝齿15克　生龙齿15克　生牡蛎15克　钩藤9克　生地15克　玄参9克　麦冬9克　白芍9克　川石斛5克　茯神12克　木瓜9克　2剂。

〔小结〕 此例为严重子痫，当时病情危急，故用中西医结合治疗。在中医方面，治法以镇肝熄风、清心泻火、豁痰开窍，产后再用育阴潜阳、熄风泻火之法，神志渐得清醒，后再以平肝潜阳、养阴生津为治，病情日见好转，于3月7日平安出院。

例三　王某　女　成人　已婚　病历号：138639（首都医院）

初诊：1958年4月23日。初产妇，未做产前检查，昨晚在家分娩，胎儿拔露时，发生抽搐，夜间12时牙关紧闭，又连续抽搐5次，分娩一活婴，胎盘娩出顺利，出血不多，但产后又抽搐5次，昏睡，即送住院，入院诊断：产时子痫。血压170/140毫米汞柱，体温38.4℃，尿蛋白（+++），神志不清，全身四肢浮肿，舌苔黄尖绛，口唇干燥，脉细弦滑数。病由心肝阳亢，心阳亢则火炎于上，肝阳亢则风自内生，风火交炽，筋脉抽搐，证属子痫。治法急以镇肝熄风，清心泻火。方用羚角琥珀散及钩藤汤加味。

处方：钩藤9克　当归9克　桑寄生12克　玄参9克　桔梗6克　茯神12克　陈胆星6克　远志6克　干菖蒲6克　天竺黄9克　1剂。

羚角琥珀散3克，分2次服（药用胃管送下）。

二诊：4月24日上午。产妇抽搐未作，昨日下午3时神志渐清，已能回答简单言语，今始神志清楚，汗多口渴，恶露少，夜寐不安，舌苔糙黄中垢，脉左沉滑数、右细弦数。心肝之阳，尚未平熄，治以平肝潜阳，清心豁痰，佐以化瘀。

处方：生龙齿30克　生牡蛎30克　当归9克　白芍9克　玄参9克　钩藤9克　煅礞石12克　天竺黄12克　生牛膝9克　桑寄生12克　生蒲黄6克　五灵脂12克　1剂。

三诊：4月24日下午。神志清醒，自汗淋漓，恶露较多，有紫血块，嗜睡，舌苔黄腻、中根垢，脉细数而弱、左部尤甚，体温38.4℃，血压160/110毫米汞柱。治以补气养血以固本，平肝熄风以治标。

处方：生黄芪15克　党参9克　白术9克　茯神9克　五味子6克　当归9克　白芍9克　钩藤9克　桑寄生12克　淮小麦12克　大枣4枚　1剂。

四诊：4月25日。汗出渐少，口唇周围有疱疹，大便干结，体温38℃，血压160/110毫米汞柱，恶露未净，纳食一般，睡眠尚可，舌苔黄垢腻，脉象细数。治以补气血，清营热。

处方：生黄芪12克　生地黄12克　当归9克　白芍9克

白薇9克　瓜蒌15克　知母9克　钩藤9克　桑寄生12克　牛膝6克　1剂。

五诊：4月26日。大便得通，血压及体温亦降至正常，恶露少而不尽，唇部疱疹作痛，舌苔中垢已化、边黄腻，脉细弦数。治以养血清热。

处方：生地黄12克　当归9克　白芍9克　白薇9克　丹皮9克　知母9克　生甘草6克　牛膝6克　1剂。

六诊：4月27日。诸恙均减，体温正常，但小便不利，舌根黄腻，脉细弦微数。治以养血清热，通利膀胱。

处方：生地黄12克　当归9克　白芍9克　白薇9克　丹皮9克　生甘草6克　滑石12克　车前子12克（包）　2剂。

另：琥珀末1.8克，分2次冲服。

〔小结〕　此例在临产时突然发生子痫，来势凶猛，险象环生，急用镇肝熄风、清心泻火之法，服药后，神志渐清，抽搐未作，再以平肝潜阳、清心豁痰，后再从补气养血、平肝熄风。患者血压渐趋正常，症见小便不利，再从养血清热利水之法调治，至5月4日痊愈出院。

注：患者入院时，曾用吗啡及硫酸镁注射，后又用青霉素、链霉素。

附方：

1. 至宝丹(《太平惠民和剂局方》)

组成：犀牛角　玳瑁　琥珀　雄黄　朱砂　龙脑　麝香　西牛黄　金箔　银箔　安息香

服法：每服1丸，烊化温开水调服。

功能：开窍镇痉，泻火解毒。

2. 安宫牛黄丸(《温病条辨》)

组成：牛黄　郁金　犀牛角　黄芩　黄连　山栀子　雄黄　朱砂　梅片　麝香　珍珠

服法：每服1丸，烊化温开水调服。

功能：开窍止痉，泻火豁痰。

3. 牛黄清心丸(《太平惠民和剂局方》)

组成：西牛黄　羚羊角　犀牛角　麝香　冰片　腰黄　黄芩　蒲黄　金箔等

服法：每服1丸，烊化温开水调服。

功能：清心泻火，镇肝熄风，开窍止痉。

4. 羚角琥珀散（自订方）

组成：羚羊角　琥珀　天竺黄　天麻　蝉蜕　地龙等分

共研细末和匀。

服法：每日1~4次，每次服1.5~3克。

功能：镇肝定痉，熄风宁心（具有降压止痉作用）。

5. 平肝散（自订方）

组成：黄芩　夏枯草　炒牛膝　白薇　当归　菊花等分

共研细末和匀。

服法：每日1~3次，每次服6~9克。

功能：平肝清热。

附注：以上两方，亦可根据病情需要，改为汤剂。

产 后 病

产后血晕

产后血晕主要由于产后血夺阴损，心肝之阳亢逆；又有恶露不下，瘀血上冲。前者属虚，后者属实，二者都能发生血晕。治疗方法：虚证根据虚则补之，应大补气血，以防暴脱，方用当归补血汤合生脉散为主；实证根据实则泻之，应养血化瘀，使积瘀下行，方用生化汤加减，再加失笑散，此外再可用醋炭法（以炭烧红，置在盆内，将醋洒之，将炭盆置产妇旁而熏之），神志亦能渐清。通过辨证，内外兼施，才能达到转危为安。

病例 王某 女 37岁 已婚 病历号：1798（北京邮电医院会诊）

西医诊断：①早期破水；②重度感染；③中毒性休克。

初诊：1956年4月25日下午。患者孕8产7，预产期1956年5月23日，于当年4月20日早期破水，入院待产，4月24日上午发现脐带一度脱出，进行还纳，至下午体温高达40.1℃，即给奎宁引产，晚8时产一死婴，产时出血100毫升，产后1小时，阴道又出血约300毫升，血压即下降至54/30毫米汞柱，立即输血700毫升，并给升压西药，血压略见回升至90/60毫米汞柱。患者表现烦躁不安，神志时清时昧，面色发绀，肢体微肿，大便燥结，小溲甚少，自觉舌尖麻木发凉，颜面及口唇抽动，背部发现散在性小出血点。在此期间，患者体温下降至37℃至38℃，舌苔黄腻，脉细滑数。病由产后血夺，阳气上逆，郁冒无汗，遂致肝风内动，神志昏迷，病属产后血晕。治以养血平肝，交通心肾。

处方：当归12克　川芎6克　生龙齿15克　远志6克　橘皮6克　法半夏6克　1剂。

另：肉桂末0.9克，琥珀末1.5克。2味相和温开水调服。

二诊：4月26日。神志渐清，面赤胸痞，满腹胀痛，遍体浮肿，大便溏薄，小溲仍少，舌苔黄腻，脉细弦数、两尺虚弱。心肾两虚，肝脾不和，三焦气化失宣，膀胱通利违常。治法先以通利三焦，温化膀胱，取洁净府之法。方用五苓散加味。

处方：猪苓9克　茯苓9克　泽泻9克　车前子15克（包）　制香附6克　郁金6克　白术6克　1剂。

另：肉桂末0.9克，沉香末0.9克，琥珀末1.8克。3味相和，温开水调服。

三诊：4月27日。服药后，小溲渐利，又增咳嗽气急，胸痞腹痛，腰部疼痛，遍体仍肿，大便溏薄，舌苔薄腻，脉象细滑，左尺右寸俱弱。脾肾两伤，肺气又逆。治法先以肃肺降气，兼益脾肾。方用旋覆代赭汤加减。

处方：旋覆花9克（包）　代赭石24克　炙甘草3克　白术9克　连皮茯苓15克　桔梗6克　浙贝母9克　化橘红6克　川断9克　桑寄生15克　1剂。

另：伽楠香0.6克，锉末调服。

四诊：4 月 28 日。咳嗽稍减，胸脘仍痛，食后痞闷胀痛更甚，面浮肢肿，大便溏薄，小便尚利，舌苔薄白，脉细弦滑、左尺弱。分析症状，由于肺逆则咳，肝逆则胀，脾胃不和，肝肺气逆，升降不利，三焦失宣，以致咳逆胀满。治以降肺气，疏肝气，和脾气。仍拟旋覆代赭汤合二陈汤加减。

处方：旋覆花 9 克（包） 代赭石 24 克 橘皮 6 克 法半夏 6 克 连皮茯苓 15 克 浙贝母 15 克 木香 4.5 克 通草 3 克 郁金 6 克 2 剂。

另：肉桂末 0.9 克，调服。

五诊：5 月 3 日。服上方 2 剂后，咳嗽得减，小溲通利量多，胃脘仍痛，得食尤甚，夜寐不安，四肢酸痛，间或作麻，大便溏薄，舌苔根黄微垢，脉象细弦、两尺弱。肝气上逆，脾胃不健。治以疏肝健脾，温中和胃。

处方：制香附 6 克 木香 6 克 橘皮 6 克 乌药 6 克 木瓜 9 克 荜茇 1.8 克 青皮 6 克 法半夏 9 克 2 剂。

另：肉桂 0.6 克，吴萸 1.2 克。2 味研末相和，分 2 次调服。

六诊：5 月 5 日。服药 2 剂后，脘痛得减，胃纳较振，但满腹作痛，转侧尤甚，遍体疼痛，畏寒自汗，大便次多，时结时溏，脉左细弦数、右细软数。产后气血两虚，营卫失谐，肝脾不和，筋络失滋。治以补气血，和肝脾，调营卫为法。

处方：红人参 6 克 白术 9 克 茯苓 15 克 炙甘草 3 克 熟地 15 克 砂仁 3 克 炮姜 3 克 桂枝 4.5 克 当归 9 克 川芎 6 克 木香 6 克 五味子 4.5 克 2 剂。

〔小结〕 此例始因产后血夺阴损，以致肝风内动，神志时清时昧，当时病情危急，脉搏快，呼吸急促，肺部有啰音，白细胞升高16500/立方毫米，中性87%，尿蛋白（++++），有颗粒管型及红白细胞，二氧化碳结合力14%，非蛋白氮133毫克%等，呈重度感染及中毒性休克状态，故用中西医结合治疗。在中医治疗中，采用养血熄风、交通心肾之法，神志得清。后症见满腹胀痛，遍体浮肿，小溲不利，治以通利膀胱气化为主。药后小便得利，又见咳嗽气急，腰痛便溏，治以肃肺降气，兼益脾肾。最后以补气血，和肝脾，调营卫之法，进行调理，诸恙渐愈，于5月31日出院。

产后肝厥

此症由于产后血夺阴损，虚阳亢逆，症见神志昏迷，治法急用扶正开窍，清心镇肝，俟神志渐清，再用补益肝肾，以制亢阳。凡治疗产后病，宜采用标本兼施之法。如标病急，先治标，次治本；若本病急，则先治本，兼治标。分清主次，才能达到转危为安。

病例 王某 女 41岁 已婚 于1959年3月4日在首都医院会诊。

西医诊断：前置胎盘，肝昏迷。

病史：孕7产6，预产期1959年3月初，患者妊娠8个月，产前大出血，于1959年3月2日急诊入院，入院后在输血中做内倒转及臂牵引术，手术前后共出血2100毫升，3月3日下午3时产妇呈昏迷状态，血压140/100毫米汞柱，体温37.5℃，经内科、脑系科会诊，考虑肝昏迷，患者过去有传染性肝炎史。

初诊：1959年3月4日。神志昏迷，面目肢体皆肿，腹部膨大，舌苔花剥糙黄无津，脉细软数。证属肝厥，急用扶正开窍、清心镇肝之法。

处方：羚羊角粉1.5克，苏合香丸1丸研细。人参9克 文火浓煎200毫升，送上药。分4次服，每隔3小时服1次。

二诊：3月5日。患者昨日下午1时服中药后，至3时手足伸动，口不张，闻声可睁眼，下午4时服第2次中药，至晚8时可以张目看人，但不语，至夜半神志渐清，舌苔糙黄少津，脉象左虚大而数、右细数无力。证属营血大夺，气阴重损，心肝虚阳，不克潜藏。治以补气固本，养阴潜阳。

处方：人参9克 麦冬9克 五味子6克 当归9克 白芍9克 生龙齿30克 生牡蛎30克 枣仁15克 茯神12克 远志6克 1剂。

另：苏合香丸1丸，神志昏迷时，即服半丸，隔4小时不醒，再服半丸，开水化服。

三诊：3月6日。昨寐尚宁，四肢肿势较退，腹部膨大，大便溏泄，小溲微黄，恶露不多，色黯红，舌垢渐化，津液稍润，舌苔微黄，脉左细弦关大、右沉细。血夺气竭，肝脾两伤。治以补气固体，兼调肝脾。

处方：人参9克 白术9克 连皮苓15克 炙甘草3克 龙齿30克 白芍9克 五味子6克 木香6克 泽泻6克 3剂。

〔小结〕 此例属于肝厥，病由营血大夺，气阴重伤，心肝虚阳，不克潜藏，病势险危，故急用扶正开窍、清心镇肝之法。服药后，神志逐渐得到清醒。脱离险境后，尚有腹部膨大胀满，小便不多等症，故用疏肝健脾、通利膀胱之法。继续服药10剂，腹胀得减，小便通畅，因肝硬化合并腹水，转内科治疗。

注：住院期间，曾用西药谷氨酸钠、金霉素等治疗。

附方：苏合香丸(《和剂局方》)

组成：苏合香　麝香　安息香　犀角　冰片　沉香　丁香　白檀香　青木香　荜茇　制乳香　制香附　白术　煨诃子　朱砂

服法：每服1丸，化烊开水调服。

功能：宣郁开窍。

产后头痛

产后头痛由于血夺阴损，虚阳上亢所致。头痛至夜尤甚，夜属阴，阴虚故夜甚。治法以育阴潜阳为主。如兼有自汗者，此系气阴两虚，气虚卫疏故自汗，阴虚阳亢故头痛，治法以补气固卫、养阴潜阳，使卫气得固，亢阳得潜，则头痛可以得止，自汗亦能渐敛。凡治产后诸症，应当考虑体质已虚，宜先治其本，或标本兼施，如此则不致舍本而逐末也。

病例　李某　女　成人　已婚　病历号：25489（广安门医院）

初诊：1959年1月7日。患者产后3周，于产后2周时感冒，发热头痛，2天即愈，尔后经常头痛，夜间尤甚，但不发热，无泛恶呕吐，口干不欲饮，自汗甚多，纳可便调，恶露未净，量不多，舌苔薄黄，脉沉细数。产后气阴两伤，虚阳上亢，治以补气养阴，以制亢阳。

处方：生黄芪15克　当归9克　白芍9克　生龙齿15克　生牡蛎15克　沙苑子9克　枸杞子9克　浮小麦12克　大枣4枚　荆芥炭6克　5剂。

二诊：1 月 14 日。药后头痛消失，惟感恍惚，蹲起目眩，汗出渐少，畏热口干，纳差便溏，舌苔黄尖有刺，脉象沉细。治以育阴潜阳，健脾和胃。

处方：党参9克　白术9克　茯苓12克　炙甘草3克　白芍9克　枸杞子9克　生龙齿15克　生牡蛎15克　橘皮3克　木香3克　浮小麦12克　大枣4枚　5剂。

〔小结〕此例由于产后气阴两虚，气虚则卫疏，故自汗甚多，阴虚则阳亢，故头痛夜甚。采用补气固卫、育阴潜阳之法，使气阴来复，故诸恙渐安。

产后癃闭

癃为小便不利，闭为小便不通。《素问·灵兰秘典论》云："膀胱者，州都之官，津液藏焉，气化则能出矣。"说明如膀胱不能气化，则小便不通，留于膀胱而不下，遂致癃闭。

产妇因产程过长，或手术助产，产后每易发生癃闭，主要原因由于产时努力伤气，或失血过多，气随血耗，因而肺脾气虚，不能通调水道，下输膀胱，遂致膀胱气化失宣而窒塞。症见小便点滴不爽，甚则不通，少腹胀满，腰部酸痛。根据钱老治疗此症立法，常以温通气化为主，随症用药，主方以琥珀、肉桂、沉香三味为末相和冲服。方中之琥珀，性平味甘，功能通行水道，散瘀安神，使肺气下降而通利膀胱，具有利小便、通淋闭的作用；肉桂辛甘大热，能补命门相火之不足，温阳通经，蒸发膀胱气化；沉香辛苦而温，能调气降气，下达肾经。三味同用，有温阳通经，助膀胱气化而利小便之功能。

用量：每日琥珀1.5～3克，肉桂0.9～1.8克，沉香

0.9~1.8 克，可视病情轻重而加减。

服法：三味研末调服。如有热象者，不用肉桂，另用车前子 12 克，泽泻 9 克煎汤，将琥珀、沉香末调服。

例一 抑某 女 成人 已婚 病历号：12035（301 医院）

初诊：1959 年 7 月 8 日。剖腹产手术后第 3 天，产前血压稍高，无其他不适，术后第 1 天，一般情况正常，术后导尿 1300 毫升，7 月 7 日上午患者烦躁不安，体温上升，血压下降，同时发现尿少，中午至晚上尿量 200 毫升，10 时至次晨 8 时小便量 50 毫升。现患者依然烦躁不宁，腹胀拒按，头汗甚多，不思饮食，小便仍少，大便未解，手足微搐，口角微抽，舌苔中光边黄腻，脉象左细数而弱、右弦数。病由产后血虚肝旺，风阳内动，膀胱气化不利。治以养血平肝，熄风潜阳，通利膀胱。

处方：熟地 12 克　当归 9 克　白芍 9 克　川芎 3 克　灯心 1.8 克　生龙齿 30 克　生牡蛎 30 克　白薇 9 克　茯苓神各 9 克　车前子 12 克（包）　泽泻 9 克　1 剂。

另：肉桂末 1.2 克，沉香末 1.2 克，琥珀末 2.4 克。3 味相和分 3 包，4 小时服 1 包。

二诊：7 月 9 日。服药后，患者神情转安，小便量增多（导尿），汗出渐减，体温亦见下降，尚觉头晕，咳嗽，咯痰多沫，大便未解，睡眠不安，舌苔中光边腻，脉左细弦微数、右细弦。治以养血平肝，交补心肾，佐以化痰。

处方：熟地 12 克　当归 9 克　白芍 9 克　川芎 4.5 克　生龙牡各 15 克　远志 6 克　茯神 12 克　灯心 1.8 克　杏仁 9 克　橘皮 3 克　柏子仁 12 克　2 剂。

三诊：7月11日。药后小便通利，已能自解，尿量较多，大便亦通，诸症渐减，惟仍有咳嗽痰多，口干喜饮，舌中光剥、边微黄，脉左细弦微数、右弦滑数。治以补气血，和肺脾。

处方：党参9克　黄芪12克　茯苓9克　炙甘草3克　当归9克　川芎3克　化橘红3克　木香6克　小麦12克　大枣3枚　4剂。

四诊：7月16日。小便自解畅通，体温正常，精神好转，恶露已净，腹胀拒按，胃纳稍差，夜寐多梦，自汗甚多，口渴，咽喉干痛，左上唇稍有抽搐，舌苔光剥，脉象左细弱、右细弦。治以育阴潜阳，兼和肝胃。

处方：北沙参12克　麦冬9克　生龙齿15克　生牡蛎15克　白芍9克　钩藤9克　玄参9克　茯苓12克　橘皮6克　木香6克　4剂。

〔小结〕 此例病由产后血虚阴损，风阳内动，膀胱气化失宣，治法以养血平肝，熄风潜阳，温通膀胱气化。药后小便自通，但又症见咳嗽痰多，故治法以补气血，和肺脾。最后以育阴潜阳，兼和肝胃，病情日见好转，后即康复出院。

例二　阚某　女　成人　已婚　病历号：125673（301医院）

初诊：1959年6月29日。初产妇，产后9天，自产后起即小便不利，经多次努力后，始能排出，腹胀腰痛，大便干结，眠差，舌苔白腻，脉象细弦。三焦为决渎之官，膀胱为州都之府，今三焦膀胱同病，于是气化失宣，水道不利。治以疏利三焦，温通膀胱。

处方：当归9克　柴胡4.5克　川芎4.5克　白术9克　茯苓9克　炙甘草3克　制香附6克　小茴香3克　橘皮3克

3剂。

另：肉桂末2.7克，沉香末1.8克，琥珀末6克。3味相和，分6包，日2次，每次1包。

二诊：7月1日。服药后小便较通，下腹尚胀，腰酸，便干，恶露多色红，自汗少寐，乳汁不多，胃纳不振，舌苔薄白中微黄，脉象细弦。治以养血疏肝，通利膀胱。

处方：当归9克　川芎6克　炙甘草3克　制香附6克　小茴香3克　橘皮3克　茯苓9克　桃仁6克　姜黄3克　泽泻9克　木通3克　小麦9克　2剂。

另：肉桂末2.4克，琥珀末3.6克。2味相和，分4包，早晚各服1包。

服上药2剂后，小便得到畅通。

〔小结〕　此例由于三焦气化失宣，以致水道不利。故治法以疏利三焦，温通膀胱。用琥珀、肉桂、沉香、小茴香、制香附以温通膀胱，再以逍遥散加减疏利三焦，因此能迅速得到痊愈。

例三　刘某　女　成人　已婚　病历号：138102（301医院）

初诊：1959年4月8日。初产妇，因持续性枕后位，第2产程延长，产后不能自然排尿而来诊。现产后第8天，经用导尿、针灸及中药后，至今晨仍不能自然排尿，下腹胀痛，胃纳不振，大便干结，舌苔黄质绛、边刺，脉象左细弦数尺弱、右滑数。治以养血清热，通利膀胱。

处方：地黄12克　通草3克　甘草梢3克　赤小豆12克　滑石12克　车前子12克（包）　泽泻9克　茯苓皮12克　桔梗6克　1剂。

另：琥珀末2.4克，沉香末1.2克。2味相和装入胶囊，分2次服。

二诊：4月10日。服药后，已能自然排尿，但有残尿感，胃纳稍增，舌苔薄白，脉象弦数。治以通利膀胱，佐以清热化湿。

处方：瞿麦9克　萹蓄9克　甘草梢3克　滑石12克　车前子12克（包）　木通1.8克　苡仁12克　3剂。

另：琥珀末1.8克，沉香末1.2克。2味相和装入胶囊，分2次服。

三诊：4月13日。服上方3剂后，尿量渐增，溲时不痛、稍费力，睡眠饮食尚可，舌苔黄腻，脉象弦数。仍服原方3剂。

〔小结〕 此例由于热结膀胱，气化不利，故以琥珀利水通塞，沉香调气降气，再以导赤散、赤小豆、车前子、滑石、泽泻、茯苓皮、瞿麦、萹蓄、桔梗等清热利水。患者共服药10剂，已能自然排尿，得以痊愈。

例四　李某　女　27岁　已婚　病历号：24963（301医院）

初诊：1959年6月13日。初产妇，于1959年6月12日用胎头吸引器助产分娩，产后不能自然排尿，留置导尿管开放引流，尿量不多。目前无腹胀，舌苔光剥尖刺，脉弦微大。治以养血疏肝，温通膀胱。

处方：地黄12克　当归9克　白芍9克　川芎6克　茺蔚子9克　桑寄生12克　牛膝6克　小茴香3克　2剂。

另：肉桂末1.5克，沉香末0.9克，琥珀末2.4克。3味相和，分2次服。

二诊：6月17日。药后小便渐可自解，但尿时不适，少腹胀滞，头晕汗多，纳食正常，舌苔边白、中光，脉细弦数。治以育阴潜阳，通利膀胱。

处方：白芍9克　白薇9克　钩藤9克　茯神12克　桑寄生12克　生牡蛎18克　生杜仲12克　青木香9克　茯苓12克　茺蔚子9克　4剂。

另：琥珀末1.8克，每日2次，每次0.9克。连服4天。

三诊：6月20日。小便已能自解畅通，汗出渐少，咽干，大便尚结，舌苔光剥，脉象细弦而弱。治以养阴清热。

处方：枸杞子1.5克　地骨皮9克　麦冬9克　生地12克　白薇9克　白芍9克　桑寄生12克　生杜仲12克　生甘草6克　橘皮3克　4剂。

〔小结〕　此例由于产后血虚气滞，膀胱气化失宣，治法先以四物汤养血，再加琥珀、肉桂、沉香、茴香温通膀胱气化，药后小便自然通利。后因症见头晕汗多，故治法以育阴潜阳、通利膀胱，最后以养阴清热之法善后而愈。

例五　房某　女　成人　已婚　病历号：20745（301医院）

初诊：1959年6月20日。孕2产1，产后10天来，排尿非常困难，但无尿痛及残尿感，舌苔淡黄，脉象细数尺弱。证属肾阴不足，膀胱气化不利。治以补益肾阴，通利膀胱。

处方：熟地12克　山药9克　茯苓9克　泽泻9克　小茴香3克　牛膝6克　车前子12克（包）　丹皮6克　木香6克　木通3克　2剂。

另：肉桂末1.2克，琥珀末1.8克。2味相和，分2次服。

二诊：6 月 24 日。药后小便已能自解，尚觉通畅，舌苔白腻，脉左细弦、右细弱。治以补气养阴。

处方：黄芪 15 克　党参 9 克　山药 6 克　白术 6 克　茯苓 9 克　熟地 12 克　桑寄生 12 克　杜仲 12 克　橘皮 6 克　5 剂。

〔小结〕　此例发生于产后，主要由于产后肾阴不足，膀胱气化失宣，肾与膀胱为表里，肾虚则膀胱气化不利，而致癃闭。故以补益肾阴以治本，疏通膀胱气化以治标，标本兼施，小便得以通畅。终以补气养阴，善后而愈。

产后肾病

产后肾病主要由于产后肾虚，肾虚则肝失所养，肝阳上亢，故见头晕目眩、呕吐、神躁、乏寐等症。肾与膀胱为表里，肾病则膀胱气化不利，症见腰痛，小溲甚少。治疗方法应用育阴潜阳以治本，温阳化气以治标。此为标本兼施之法也。

病例　关某　女　45 岁　已婚（邮电医院会诊）

初诊：1958 年 6 月 17 日。患者孕 11 产 7，因早破水入院，于 6 月 2 日下午 7 时 30 分经手转儿头分娩，当晚小便通畅，次晨自解，小便不畅，下午 2 时后寒战，尿少，肾区有压痛，白细胞 22300 立方毫米，尿蛋白（++++），红细胞多，曾用西药抗菌素等治疗。于第 6 日会诊，头晕呕吐，腹胀腰痛，神躁乏寐，小溲黄少，全日尿量 800 毫升，血压 54/30 毫米汞柱，非蛋白氮 67%，二氧化碳结合力 36%，肺有啰音，舌苔白腻、中根垢，脉沉弦尺弱。病由产育频繁，气血已伤，此次产后肝肾又虚，阳气失宣。治法以补益肝肾，温阳化气。方用生化汤加味。

处方：当归9克　川芎3克　炮姜炭3克　炙甘草3克　桃仁6克　橘皮3克　连皮茯苓12克　大腹皮6克　泽泻9克　白术6克　生杜仲12克　牛膝9克　2剂。

另：肉桂末3克，沉香末3克，琥珀末3克。3味相和装入胶囊，每隔4小时服1.2克。

二诊：6月9日。服药后诸恙稍减，纳食好转，神躁得安，夜间能寐，小溲亦通，尿量全日2400毫升，舌苔白腻、中根微垢，脉象沉弦。治以养血温肾，健脾化湿。

处方：熟地12克　当归9克　川芎3克　白术9克　连皮茯苓12克　炙甘草3克　砂仁1.8克　菟丝子9克　肉桂3克　炮姜炭6克　苡仁12克　生杜仲12克　桑寄生12克　大腹皮9克　4剂。

三诊：6月23日。产后12日，诸恙得减，惟血压尚高，170/110毫米汞柱，坐起头晕，小便尚可，尿量1800毫升，二氧化碳结合力44%，舌苔白腻、中剥微垢，脉象细弦、左尺重按无力。证属产后血虚肝旺，阳气上越。治法以补益肝肾，使阴气渐复，亢阳得替。

处方：熟地12克　当归9克　沙苑子9克　黑豆12克　焦白术9克　茯苓12克　炙甘草3克　牛膝9克　杜仲12克　桑寄生12克　泽泻9克　橘皮3克　萸肉6克　山药9克　3剂。

四诊：6月26日。产后半月，血压稍有下降，血压160/110毫米汞柱，头晕依然，两目昏花，舌苔边白腻、中淡黄微垢，脉象细弦、左尺弱。证属阴虚于下，阳亢于上，治以育阴潜阳，使阴平阳秘。

处方：熟地12克　萸肉6克　枸杞子9克　龙齿12克

牡蛎12克　龟甲15克　杜仲12克　桑寄生12克　磁石15克　白芍9克　橘皮3克　制半夏6克　6剂。

五诊：7月4日。产后两旬，诸恙均安，惟尚觉头晕，血压渐趋正常，小溲如常，舌苔淡黄，脉象沉弦。治以补肝益肾，以制亢阳。

处方：熟地12克　萸肉9克　龙齿15克　牡蛎15克　天麻6克　磁石15克　山药9克　茯苓9克　橘皮3克　桑寄生12克　4剂。

〔小结〕　患者年逾四十，产育频繁，气血两虚。此次产后，肝肾又伤，即患肾炎，当时小溲极少。根据中医理论，肾与膀胱为表里，肾病必然影响膀胱，故治法以补肝强肾，温通膀胱气化。继后症见头晕，血压亦高，此系肾虚肝旺，虚阳亢逆，治以补益肝肾，使阴气渐复，亢阳得以潜藏。会诊五次，中西医结合治疗，基本痊愈而出院。

产后感受风寒

产后气血两虚，营卫不和，易受风寒侵袭。钱老治疗此症，往往采用温补气血、调和营卫、宣散风寒为治，方用玉屏风散以固卫祛风，桂枝汤以祛风寒而调营卫，八珍汤以补养气血，如阳虚再加熟附子等。因产后诸症，体质已弱，治疗方法根据具体情况，用标本兼施之法，则邪去而正不伤，才能达到治愈之目的。

病例　马某　女　27岁　已婚　病历号：209898

初诊：1973年8月6日。产后20天，恶露已净1周，昨日汗出当风，周身发冷，后背尤甚，冷时重被三覆，寒仍不减，口干思饮，纳差便调，舌苔中淡黄腻，脉象沉软。产后气血两虚，风寒乘虚外袭。治法先以养血祛风散寒，调和营卫。

处方：当归12克　赤芍9克　荆芥6克　桂枝6克　甘草3克　橘皮6克　生姜6克　大枣4枚　2剂。

二诊：8月10日（本人未来，家属代述）。服药后，背间恶寒得减，惟右肩畏冷，汗出。治以补气血，调营卫。

处方：党参12克　白术9克　茯苓12克　甘草6克　熟地12克　当归9克　白芍9克　桂枝6克　狗脊12克　川断12克　6剂。

三诊：8月17日。药后病情有所好转，前日又复畏寒，体温升至38.1℃，昨日下午体温降至正常，但仍畏风恶寒，口干不思饮，舌苔薄白微腻，脉象沉细。治以补气温阳。

处方：生黄芪15克　防风6克　白术9克　党参12克　桂枝6克　熟附子6克　甘草6克　狗脊12克　大枣4枚　4剂。

四诊：8月21日。病情渐见好转，时或周身畏寒，背部尤甚，汗少，大便干结，舌苔薄白，脉沉细略滑，仍从前法加减。

处方：生黄芪15克　防风6克　白术9克　桂枝6克　生姜6克　白芍9克　甘草6克　熟附子6克　熟地12克　肉苁蓉9克　4剂。

〔小结〕　此例由于产后气血两虚，营卫失谐，风寒乘虚袭入经脉。治法先以养血祛风散寒，兼调营卫，方用桂枝汤加味；继后再用补气血，调营卫之法，方用八珍汤加减；最后以补气温阳，方用玉屏风散加味。使气血渐复，营卫渐和，风寒得散，故病情日见好转，逐渐向愈。

产后关节痛

产后气血两虚，经脉失养，风邪乘虚袭络，以致遍体筋骨酸痛。治法以补气血，祛风邪，调营卫。如症兼汗多畏风，方用玉屏风散为主，以固卫而祛风；如症兼寒热交作，方用桂枝汤为主，以祛风邪而调营卫，如体质较弱，偏于气虚，再加四君子汤以补气。偏于血虚，再加四物汤以补血。如气血并虚，再加八珍汤以补益气血，使气血渐复，风邪渐散，营卫得谐，而病自愈。

例一 杨某 女 27岁 已婚 病历号：0291（广安门医院）

初诊：1958年6月11日。产后2个月，曾于产后九朝，汗出当风之后，恶寒身热，头部胀痛，遍体疼痛，手不灵活，足跟及足心均痛，腰痛，两腿屈伸不利，出汗，失眠，舌苔薄白，脉沉细数。病因由于产后气血两虚，风邪乘虚袭络。治以补气养血，祛风和络，兼调营卫。方用玉屏风散合桂枝汤加味。

处方：生黄芪15克 防风4.5克 白术9克 桂枝6克 赤芍9克 炙甘草3克 当归9克 熟地12克 生姜6克 大枣4枚 威灵仙6克 桑枝15克 川断12克 乳香3克 木瓜9克 4剂。

二诊：6月17日。药后寒热已解，自汗未止，遍体关节仍觉酸痛，夜难安眠，舌苔薄白根腻，脉象弦数。由于气虚则腠理不密，血虚则经脉失养。治再补气固卫，养血和络。

处方：党参12克 生黄芪15克 白术9克 茯神9克 麦冬9克 五味子3克 当归9克 白芍9克 桂枝6克 炙甘草3克 淮小麦15克 大枣4枚 6剂。

三诊：6 月 23 日。药后关节疼痛已减，汗出时肩关节疼痛，舌苔薄白，脉左沉弦、右沉细，仍从原法。

处方：党参9克　生黄芪15克　白术9克　茯苓9克　炙甘草3克　桂枝6克　当归9克　白芍9克　威灵仙6克　乳香3克　桑枝15克　木瓜9克　6剂。

〔小结〕 此例由于产后感受风邪，以致寒热交作，全身关节疼痛。因产后气血两虚，故治法以补气血、祛风邪、和营卫，方用玉屏风散合桂枝汤加味，使风邪由表而达，则正气不伤。经治疗后，关节疼痛基本得到痊愈。

例二　宁某　女　27 岁　已婚

初诊：1976 年 2 月 11 日。产后 20 天，全身关节疼痛，恶露未净，乳汁不多。家属来院请拟药方。根据所述症状，拟温经散寒，兼补肝肾为治，方用桂枝汤加减。

处方：桂枝6克　白芍12克　大枣5枚　炙甘草6克　干姜3克　川断12克　桑寄生12克　狗脊12克　鸡血藤15克　秦艽12克　3剂。

二诊：3 月 11 日。前服桂枝汤加减，全身关节疼痛解除。现惟两手发麻，臂肘无力，乳汁不多，大便偏干，恶露产后 30 天净，眠食正常，月经于 3 月 5 日来潮，量较多，今已少，有时少腹作痛，舌苔淡黄腻、边尖刺中微剥，脉象细软。病属产后气血两虚，治以补气养血，采用八珍汤加味。

处方：党参12克　白术9克　茯苓12克　甘草6克　地黄12克　当归9克　白芍9克　川芎3克　川断12克　桑寄生15克　6剂。

三诊：3 月 24 日。服药 6 剂，日间手麻已除，入暮或劳累后，仍感手麻，大便偏干，纳食睡眠如常，舌苔薄白腻、中微剥，脉左细软、右细微滑，仍从前法。

处方：党参12克　白术9克　茯苓12克　甘草6克　橘皮6克　地黄12克　白芍9克　女贞子12克　川断12克　木瓜9克　6剂。

〔小结〕　此例属于产后关节痛，乃产后气血两虚，寒邪乘隙袭络之故。治法先以温经散寒，兼补肝肾，方用桂枝汤加减。因生姜入表，易于发汗，故改用干姜主里，以温经散寒。服药之后，痛势得除，惟乳汁不多，此系气虚不能生血，血虚未能化乳，故治法以补益气血，方用八珍汤加味。三诊之后，诸恙得以渐愈。

妇科杂病

不孕症

中医认为妇女不孕的病因、病机主要是由于先天不足，以致肾气虚弱，冲任失调，或因胞宫寒凝，或由于劳伤气血使月经紊乱，其他如七情内伤而使肝气郁结、六淫外感而邪伤冲任以及瘀血停积等，都能引起不孕。

对受孕的机理，认为须赖肾气旺盛，真阴充足，冲任两脉协调，月经按月来潮，才能摄精受孕。

钱老治疗不孕症，在临床上遇到的，大都由于月经不调所引起。治疗方法：如肝肾两虚，采用补肝强肾；如气血不足，采用补气养血；如下焦寒凝，采用温经散寒；如肝郁气滞，采用疏肝解郁；如瘀血内阻，采用活血化瘀。使月经得到正常，然后才能怀孕。

例一 李某 女 27岁 已婚 病历号：174943

初诊：1969年9月9日。结婚3年不孕。患者从未来过月经，20岁时始做人工周期来潮，断续5年，仍不能自行来潮，某医院曾诊断为子宫输卵管慢性炎症，结核性可能大，原发闭经，原发不孕。1967年2月至1968年8月，经中医中药用调气活血治疗后，月经才能来潮，量少色紫，1～4天即净，偶尔5～6天，并有痛经，现下腹胀痛，腰痛，白带时下，舌苔薄白稍腻、质红，脉左弦右软。病属肝气郁结，疏泄失常，以致气滞血凝。治以疏肝调经为法。

处方：加味逍遥丸180克，早晚各服6克。

二诊：9月30日。腹痛稍缓，劳则腰痛，白带稍多，头晕少寐，舌苔薄白，脉象细软。治以补益肝肾。

处方：河车大造丸20丸，早服1丸。619丸20丸（本院自制，附方于后），晚服1丸。

三诊：10月27日。月经昨至，量多色黯红，下腹痛甚，头晕腰痛，纳呆泛恶，舌苔薄白，脉象细软。治以养血调气，佐以和胃。

处方：当归9克　白芍9克　川芎3克　熟地12克　橘皮6克　清半夏9克　制香附6克　艾叶3克　川断12克　蒲黄6克　4剂。

另：加味逍遥丸90克，每日上午服6克；河车大造丸15丸，每晚服1丸；八珍益母丸60丸，早晚各服1丸。汤剂服完，续服丸剂。

四诊：1670年2月23日。月经1月30日来潮，3天净，于2月9日又来潮，4天净，经行腹痛，腰痛，带多，便秘，舌苔薄白，脉象沉细。治以补气血，益肝肾，调冲任。

处方：党参12克　黄芪12克　山药12克　生牡蛎15克　艾叶3克　生熟地各9克　当归9克　川断12克　沙苑子12克　桑寄生15克　8剂。

另：白凤丸10丸，上午服1丸。人参归脾丸10丸，晚上服1丸。汤剂服完，再服丸剂。

五诊：4月6日。月经今日来潮，量少色黯红，下腹隐痛，舌苔薄白，脉象沉细。治以健脾疏肝益肾为法。

处方：党参12克　茯苓12克　当归12克　丹参12克

干地黄12克　白芍9克　沙苑子12克　川楝子9克　制香附6克　牛膝9克　6剂。

六诊：5月3日。月经未至，诸恙尚安，舌苔淡黄，脉象沉细。治以养血理气调经。

处方：干地黄15克　白芍9克　当归12克　川芎6克　丹参12克　制香附6克　川楝子6克　乌药6克　鸡血藤12克　牛膝9克　6剂。

此后服药，均用调补气血之法治之，月经在6、7、8三个月尚准，12月内诊检查，已妊娠4个月，1971年6月10日分娩一男孩。

〔小结〕　此例由于肝肾两亏，精血不足，致使冲任虚弱，胞脉失其濡养，加以情志怫郁，气滞血凝，故月经不能以时下而致经闭。故治法先以疏肝调经为主，使肝郁得解，气血运行，然后再以补养气血为治，采用加味逍遥丸、河车大造丸、白凤丸、归脾丸等，再用汤剂并进。病情逐步好转，月经按月来潮，治疗将及两年，得到怀孕。

附：619丸方

组成：生熟地　阿胶珠　乌贼骨　桑螵蛸　沙参　川断　桑寄生　旱莲草　白芍　覆盆子　卷柏　女贞子　白薇等分。

上药共为末，炼蜜为丸，丸重9克。

功能：补益肝肾。

例二　张某　女　成人　已婚

初诊：1971年6月23日。结婚4年未孕。月经后期，40～50天1次，平素腰腹寒痛，经前乳房作胀，本月月经6月2日来潮，舌苔淡黄腻中剥，脉象沉细。病由肝郁肾虚，寒气凝滞所致。治以疏肝益肾，温经散寒。

处方：当归12克　茯苓12克　青橘皮各6克　制香附6克　旋覆花9克（包）　艾叶6克　狗脊12克　桑寄生12克　牛膝9克　益母草12克　8剂。

另：艾附暖宫丸20丸，早晚加服各1丸。

二诊：7月5日。头晕腰痛，泛恶纳差，舌苔淡黄腻尖刺，脉沉细滑。此属肾虚肝旺，脾胃不和。治以疏肝益肾，健脾和胃，佐以活血调经。

处方：党参12克　茯神12克　青橘皮各6克　旋覆花9克（包）　山药12克　川断12克　桑寄生12克　灯心3克　白芍9克　16剂。

另：益红片200片，每日3次，每次10片（本院自制，附方于后）。

三诊：12月31日。月经于7月28日和9月16日来潮两次，末次月经11月16日，量中等，腹痛乳胀，泛恶纳差，舌苔薄黄尖红，脉象细滑。肝胃不和，肾阴又虚。拟以疏肝和胃，佐以益肾。

处方：柴胡6克　制香附6克　橘皮6克　姜竹茹9克　黄芩9克　桑寄生15克　生地12克　菟丝子9克　3剂。

四诊：1972年1月3日。月经月余未至，口淡无味，喜酸厌油，乳房作胀，舌苔薄黄，脉滑。尿妊娠试验：阳性，现已怀孕。治再理气和胃，佐以益肾。

处方：生地12克　黄芩6克　桑寄生15克　苎麻根12克　姜竹茹9克　橘皮6克　川断12克　苏梗6克　旋覆花6克（包）　3剂。

以后继续调理，于1972年8月正常分娩。

〔小结〕　此例月经后期，腰痛腹冷喜热，属于肾阳虚而胞宫寒；经前乳胀，经期下腹胀痛，属于肝经气滞。主要病因在于肝肾，由于肝郁气滞，气滞则血亦滞，复以肾气虚而命火衰，不能温养冲任，以致寒气凝滞。治疗方法以疏肝益肾，温经散寒为治。此后随证加减，以使肾气充盈，肝气条达，气血通畅，胞宫得暖，月经得调，故能受孕。

附：益红片

组成：益母草 240 克　牛膝 90 克　茜草 60 克　泽兰 120 克　红花 60 克　川芎 60 克

上药共为末，制成片剂，每次服 10 片，每日早晚各服 1 次。

功能：调经化瘀。

例三　张某　女　成人　已婚

初诊：1970 年 8 月 21 日。婚后 3 年未孕。月经不调，经行腰腹疼痛，平素少腹阵痛，白带时下，末次月经 8 月 11 日，5 天净，量少色黯红，舌苔黄腻，脉象细弦。证属肝失条达，脾肾又虚。治当疏肝，健脾，益肾。

处方：制香附 6 克　木香 6 克　橘皮 6 克　党参 12 克　白术 9 克　茯苓 12 克　甘草 3 克　川断 12 克　沙苑子 12 克　4 剂。

二诊：9 月 5 日。少腹胀滞，头胀不舒，余均如常，舌苔薄白腻，脉象细软。证属气血不足，肝失条达。治以调补气血。

处方：党参 12 克　白术 9 克　当归 9 克　白芍 9 克　川芎 6 克　桂枝 6 克　橘皮 6 克　木香 6 克　牛膝 9 克　苏梗 6 克　4 剂。

三诊 11 月 12 日。末次月经 10 月 8 日，量少，色始黑后红，腰腹微痛，近日脘痛嗳气，大便溏薄，舌苔薄黄腻、中微剥，脉象细软。证属肝旺气逆，脾胃不健。治以疏肝调经，健脾和胃。

处方：制香附6克　木香6克　丹参12克　赤芍9克　小茴香3克　泽兰12克　白术9克　山药12克　川芎3克　青橘皮各6克　6剂。

另：七制香附丸20丸，早晚各服1丸。

四诊：1971年5月27日。自服上药之后，月经按期来潮，后于2月间，月经未至，尿妊娠试验：阳性，现已怀孕3月。时有泛恶呕吐，口干，牙龈出血，舌苔根淡黄，脉软滑数。病由热蕴于胃，肾阴又虚。治以清热和胃，强肾固胎。

处方：橘皮6克　竹茹9克　白芍9克　天冬6克　茯苓12克　芦根30克　山药12克　川断12克　桑寄生15克　莲肉12克　10剂。

〔小结〕　患者性情抑郁，肝失条达，加以思虑伤脾，生化之源不充，以致气血两虚，不能濡养冲任，而使月经后期量少。因此以疏肝健脾益肾之法为治，治疗半年，后即怀孕。

例四　王某　女　成人　已婚　病历号：185357

初诊：1972年10月23日。婚后3年未孕。15岁月经初潮后，仅正常行经2次，后因高热而致月经不调，月经周期10天~6个月，6~7天净，量中等，色黯红有块，月经前后及行经期，腰酸腹痛，两乳胀痛，平素少腹寒冷，白带甚多，末次月经10月11日，6天净，注射黄体酮后才来潮，舌苔薄黄腻，脉象沉细。病由平素肾气不足，冲任失养，加以肝失条达，寒气凝滞，而致月经紊乱。治法以补气养血，温经散寒。

处方：党参12克　白术9克　当归9克　白芍9克

熟地15克　菟丝子12克　川断12克　桑寄生15克　鸡血藤12克　艾叶6克　制香附6克　吴萸3克　8剂。

二诊：11月6日。末次月经于10月26日来潮，5天净，量中等，色正常，有血块，仍觉心烦易怒，少腹寒冷，夜寐多梦，白带时下，舌苔薄黄微腻，脉象沉细，再守前法加减。

处方：党参12克　白术9克　山药12克　熟地12克　白芍9克　艾叶3克　枸杞子12克　莲子肉12克　女贞子12克　吴萸3克　8剂。

三诊：12月2日。月经未至，脐下有手掌大小局部发冷，乳房胀痛，心烦易怒，口渴喜饮，白带减少，舌苔薄白腻、边尖红刺，脉象细弦。此属肝郁气滞，脾肾又虚。治以疏肝解郁，和脾益肾为法。方拟逍遥散合芎归汤加减。

处方：柴胡9克　茯苓12克　白术9克　制香附6克　川芎3克　丹参12克　牛膝9克　白薇9克　丹皮9克　川断12克　8剂。

四诊：12月20日。月经仍未来潮，妇科检查：子宫增大，现感胃脘隐痛，泛恶呕吐，纳呆，腰酸，乳房作胀，舌苔薄白、根微垢腻，脉细弦微数。证属肝胃气逆，脾肾又虚。治以调肝和胃，健脾强肾。

处方：橘皮6克　茯苓12克　木香6克　生姜6克　白术9克　党参9克　苏梗6克　山药12克　川断12克　桑寄生15克　莲肉12克　苎麻根9克　4剂。

五诊：1973年1月8日。少腹间或作痛，左臀有一小片麻木，延及大腿，舌苔根黄腻、边尖红刺，脉象滑数，妊娠试验：阳性。现已怀孕，治拟养血疏肝，益肾固胎。

处方：白芍9克　干地黄12克　山药12克　苏梗6克　木香6克　橘皮6克　川断12克　桑寄生12克　4剂。

〔小结〕 此例由于肾气虚寒，冲任失养，以致月经紊乱，因而不孕，故采用温补气血之法。后因肝郁气滞，脾肾又虚，故再以疏肝解郁，和脾益肾为治。治疗五次，月经渐趋正常，后即怀孕。

例五　张某　女　29岁　已婚　病历号：186444

初诊：1972年11月11日。结婚5年未孕。月经周期30天，7～8天净，量中等，有痛经史，服中药后减轻，少腹胀痛，腰酸乏力，白带时下，夜寐多梦，心烦易怒，舌苔淡黄腻、中微剥，脉细滑数。妇科检查：盆腔正常。证属肝郁肾虚，湿热下注。治以疏肝益肾，清化湿热。

处方：茯苓12克　山药12克　桑寄生15克　川断12克　制香附6克　乌药6克　柴胡6克　苡仁12克　椿根皮12克　贯众12克　木香6克　黄柏3克　16剂。

二诊：12月12日。诸症悉减，惟腰痛神疲，白带较少，舌苔淡黄腻质红，脉左细软、右细弦。湿热渐化。治以健脾，疏肝，益肾。

处方：党参12克　白术9克　茯苓12克　川断12克　山药12克　桑寄生12克　柴胡6克　制香附6克　牛膝9克　艾叶6克　贯众12克　川楝子6克　16剂。

三诊：1973年1月5日。月经12月19日来潮，8天净，经来小腹稍痛，神疲乏力，泛恶纳差，足冷麻木，夜寐不安，舌苔根微黄，脉细弦滑。此系肝气上逆，脾胃不和所致。治以疏肝调气，健脾和胃。

处方：白芍9克　柴胡6克　旋覆花9克（包）　茯苓12克　牛膝9克　橘皮6克　清半夏9克　佛手6克　木瓜

6克　远志6克　8剂。

3月28日来函，告已怀孕3月，不慎于3月20日跌仆，腰痛迄今未止，要求转方，拟予益肾固胎。

处方：干地黄12克　白芍9克　制香附6克　木香6克　苏梗6克　木瓜9克　白术9克　山药12克　川断12克　桑寄生15克　8剂。

〔小结〕 此例由于肝郁气滞，肾阴又亏，湿热蕴于下焦，故用疏肝益肾、清化湿热之法，后再以疏肝调气、健脾和胃，使气血调和，故后即怀孕。

例六　牛某　女　27岁　已婚　病历号：154652

初诊：1970年10月23日。结婚3年未孕。月经初潮即不规律，中期出血，1964年和1965年曾大出血2次，近2月来，月经先期3~5天，量多，5天净，月经中期仍出血。末次月经9月27日来潮，7天净，经前腰酸，腹痛便溏。10月13日阴道出血，色褐量少，与白带兼下，1天净。妇科检查：子宫后位，其余正常。舌苔黄腻有刺，脉象细软。证属脾肾两虚，肝失条达，治以健脾，疏肝，益肾。

处方：山药12克　茯苓12克　生牡蛎15克　沙苑子12克　女贞子12克　木香6克　黄芩6克　贯众12克　川断12克　7剂。

二诊：11月5日。月经未至，腰痛带下，头晕目涩，心烦咽干，午后潮热，舌苔黄有刺，脉左细软、右沉软。病由阴虚阳亢，热自内生。治以养阴潜阳，佐以清热调经。

处方：干地黄12克　当归9克　白芍9克　丹参12克　生龙牡各15克　沙苑子12克　柏子仁12克　茯苓12克　麦冬9克　牛膝9克　3剂。

三诊：11 月 29 日。服药后诸症稍平，惟头痛腰痛依然，腹痛且冷，月经于 11 月 17 日来潮，量中等，中期未曾出血，舌苔薄白，脉左细软、右细弦。内热已清，拟益肾温经为治。

处方：温经丸 10 丸，上午服 1 丸。滋阴百补丸 10 丸，下午服 1 丸。

以后接服：人参健脾丸 10 丸，早服 1 丸。619 丸 10 丸，晚服 1 丸。

四诊：12 月 31 日。腰部酸痛，少腹胀痛，纳差神倦，带下仍多，便溏日 2～3 次，舌苔薄白有刺，脉象细软。脾肾两虚，肝胃不和。治以健脾益肾，调和肝胃。

处方：党参 12 克　山药 12 克　茯苓 12 克　橘皮 6 克　白芍 9 克　木香 6 克　砂仁 3 克　沙苑子 12 克　贯众 12 克　川断 12 克　桑寄生 15 克　8 剂。

药后诸恙渐减，仍从前法，用药略有增减，间断服药，调治半年，月经渐趋正常，经后偶有赤带。

五诊：1971 年 7 月 12 日。于 7 月 5 日因妊娠 52 天而流产，刮宫后流血，至今未净，血色淡红，量少，少腹疼痛，喜按喜暖，自汗神倦，脘闷泛恶，便溏溲频，舌苔薄白中腻、质淡，脉左弦右软。病由脾肾两虚，肝胃不和，以致冲任不固。拟以补脾肾，和肝胃，调冲任。

处方：党参 12 克　白术 9 克　茯苓 12 克　白芍 12 克　山药 12 克　五灵脂 12 克　蒲黄炭 6 克　清半夏 6 克　益母草 9 克　生龙牡各 15 克　5 剂。

六诊：7 月 17 日。出血于 7 月 15 日得止，现头痛目眩，咽干口渴，自汗乏寐，少腹隐痛，左腿冷痛，舌苔根黄腻、中薄白尖刺，脉左细弦、右弦数。治以补心脾，益肝肾。

处方：党参12克　麦冬9克　山药12克　茯神12克　白芍9克　五味子6克　枸杞子9克　木香6克　生牡蛎15克　木瓜9克　8剂。

七诊：9月3日。末次月经8月26日来潮，头痛目涩，口苦纳差，夜寐多梦，左腿冷痛，大便溏薄，舌苔淡黄腻、中微剥边刺，脉左软、右沉细滑。证属脾胃不健，肝肾又虚。治以健脾胃，益肝肾。

处方：党参12克　茯苓12克　橘皮6克　莲肉12克　川芎4.5克　沙苑子9克　五味子6克　桔梗6克　木香6克　白芍9克　8剂。

八诊：1972年7月11日。又来复诊，近3个月来，月经周期31天，8天净，量多，腹痛颇甚，有中期出血1~3次，量少，末次月经6月10日，腰痛腹痛，咽痒口苦，咳嗽胸闷，胃纳不思，大便溏薄，日2~3次，舌苔淡黄、根腻尖刺，脉象细软。此系脾胃虚弱，肝肾两亏，兼之肺气失宣。治以健脾胃，益肝肾，佐以宣肺。

处方：白术9克　茯苓12克　甘草3克　橘皮6克　扁豆9克　丹参12克　桔梗6克　前胡6克　牛膝9克　川断12克　6剂。

九诊：7月20日。7月12日阴道有淡红色分泌物，头晕泛恶，腹胀纳差，便溏溲频，妊娠试验阳性，舌苔淡黄尖红，脉象细弦，今已怀孕。治当补脾肾，和肝胃，兼固胎元。

处方：党参15克　白术12克　茯苓9克　桑寄生12克　川断9克　白芍9克　黄芩9克　仙鹤草12克　苎麻根12克

苏梗6克　8剂。

以后守此方加减，连服3个月。

十诊：1973年2月20日。妊娠8个月，预产期1973年3月17日，胃纳不振，大便溏薄，溲黄灼痛，舌苔薄白，脉沉软数。治以健脾益肾，兼清下焦湿热。

处方：党参9克　白术9克　茯苓12克　山药12克　莲肉12克　木香6克　泽泻9克　桑寄生12克　黄芩6克　生草梢6克　8剂。

〔小结〕　此例不孕，主要在于肝脾肾三经同病，尤以脾虚为甚。脾失健运，故长期便溏，脾不统血，故中期出血。治疗方法以健脾为主，兼补肝肾，调理2年余，虽中间曾流产1次，仍用健脾胃、补肝肾之法，使气血渐复，月经得调，故能再度怀孕。

例七　诸葛某　女　成人　已婚　病历号：137099

初诊：1968年8月12日。婚后5年未孕。月经正常，否认有结核病史，末次月经7月20日，舌苔薄黄腻，脉象沉细。证属肝郁气滞，治以疏肝调气立法。

处方：柴胡6克　当归9克　制香附6克　橘皮6克　川楝子9克　小茴香3克　乌药6克　牛膝9克　路路通9克　降香3克　6剂。

二诊：8月22日。月经于8月16日来潮，量多色紫，有黑色血块，5天净，二便如常，舌苔薄白腻，脉象沉细。治以调气化瘀。

处方：柴胡6克　当归9克　川芎3克　橘皮6克　制香附6克　川楝子9克　小茴香3克　牛膝9克　桃仁9克　红花3克　路路通9克　6剂。

三诊：9月19日。月经于9月10日来潮，第1～2天量多，有黑血块，下腹不适，6天净，余均如常，舌苔微黄，脉左细软、右细弦。治以养血调气。

处方：干地黄15克　白芍9克　当归9克　川芎3克　柴胡6克　制香附6克　川楝子9克　牛膝9克　小茴香3克　炙甲片3克　路路通9克　6剂。

四诊：10月10日。月经于10月5日来潮，今日净，量不多，第3日有血块，经行时小腹痛，舌苔薄白尖刺，脉象细软。治拟疏肝调气。

处方：柴胡6克　当归9克　白芍9克　白术9克　茯苓12克　橘皮6克　制香附3克　甘草3克　牛膝9克　路路通9克　6剂。

五诊：10月31日。月经于10月30日来潮，且有黑色血块，小腹不适，舌苔薄黄腻，脉象沉软。治以养血调气。

处方：熟地12克　当归9克　赤芍9克　丹参12克　制香附6克　橘皮6克　川楝子9克　苡仁12克　牛膝9克　路路通9克　炙甲片3克　6剂。

六诊：12月11日。月经上次来潮后，迄今未行，妊娠试验阳性，未再服药，后于1969年6月5日正常分娩一女孩。

〔小结〕　此例由于气滞瘀阻，故治法以调气化瘀为主，治疗4个月，后即怀孕。

例八　翁某　女　31岁　已婚

初诊：1976年3月11日。结婚5年未孕。月经后期，量少，色黑红有血块，经期少腹胀痛颇剧，胀甚于痛，腰痛，经前乳胀。于1974年取子宫内膜检查，诊为晚期分泌期子宫内膜分泌欠佳，输卵管通液通畅，舌苔淡黄腻、边尖刺，脉细。病由血虚气滞，兼有瘀积。治以养血调气，活血化瘀。

处方：地黄15克　当归12克　川芎3克　赤白芍各9克　桃仁9克　制香附6克　川楝子9克　乌药6克　鸡血藤15克　莪术6克　6剂。

二诊：4月19日。服上方12剂，月经延期15天，于4月4日来潮，2天净，量少，色黑有块，少腹胀痛颇剧，腰痛，舌质红、边微黄尖刺，脉左沉滑、右沉弦。仍守前法，更进一筹。

处方：地黄15克　当归12克　赤芍9克　川芎6克　桃仁9克　丹皮9克　三棱6克　莪术6克　川断12克　制香附6克　9剂。

三诊：5月14日。月经逾期10天，有时乳房作胀，间有腹痛，舌苔薄腻、前半微剥尖刺，脉细。治法仍以养血调气。

处方：地黄12克　当归9克　白芍9克　川芎3克　制香附6克　黄芩6克　木香6克　旋覆花6克（包）　佛手6克　橘皮6克　9剂。

四诊：5月28日。末次月经4月4日来潮，2天净，至今逾期24天，腰痛，口腔又发溃疡，舌苔黄腻、前半微剥、边尖刺，脉象沉细。治以养阴清热。

处方：地黄12克　白芍9克　玄参9克　麦冬6克　黄芩6克　川断12克　桑寄生15克　芦根15克　生甘草6克　3剂。

五诊：7月5日。服上方3剂后，查尿妊娠试验阳性，腹胀腰痛，心烦咽痛，有痰，舌苔黄腻、前半微剥有刺，脉左滑、右细。现已怀孕，治以养阴益肾，清热理气。

处方：麦冬9克　玄参9克　知母9克　木香6克　黄芩6克　竹茹9克　山药12克　川断12克　桑寄生15克

升麻3克　9剂。

〔小结〕 此例属于月经不调，兼之痛经，以致五年不孕。主要原因是由于血虚气滞，兼有瘀积，故治法以养血调气，活血化瘀。继后出现热象，遂于上法中，佐以清热之品。五诊之后，得到怀孕，改用养阴益肾为主，清热理气为辅，使胎元得固，达到安然分娩。

例九　刘某　女　31岁　已婚

初诊：1975年3月14日。继发不孕4年。1970年10月流产后，月经不调，周期1~3月，5天净，量少，色淡质稀，如洗肉水状，无血块，下腹作痛，末次月经3月13日来潮，今日行经第2天，量不多，腰酸腿软，全身乏力，胃纳不馨，大便溏薄，舌苔薄白质淡，脉象沉软。病由肝郁肾虚，脾胃不健。治以疏肝益肾，健脾和胃。

处方：制香附6克　延胡索9克　青橘皮各6克　乌药6克　茯苓12克　白术9克　菟丝子12克　川断12克　桑寄生15克　6剂。

二诊：3月31日。末次月经3月13日来潮，2天即净，量少色淡，近感腹胀，大便稀薄，肠鸣漉漉，下肢浮肿，胃纳仍呆，手足不温，夜寐多梦，腰酸，舌苔薄白腻质红，脉左细弦、右沉细。病由脾阳不振，心肾两虚。治以温脾理中，补益心肾。

处方：党参12克　白术9克　姜炭6克　甘草6克　菟丝子12克　橘皮6克　木香6克　狗脊12克　川断12克　大枣4枚　9剂。

三诊：4月2日。服上方9剂，诸恙均见减轻，现月经逾期8天未至，泛恶，口淡无味，饥不思食，全身乏力，有时腹痛，下肢仍肿，舌苔薄黄，脉象沉滑。治以健脾益肾，调和肝胃。

处方：党参12克　白术9克　茯苓12克　橘皮6克　苏梗6克　生姜6克　川断12克　桑寄生15克　谷芽15克　6剂。

四诊：1976年1月19日。主诉末次月经于1975年3月13日来潮后即怀孕，于12月份分娩一女孩，现产后1月余，恶露未净，量已不多，腰酸腿软，两手关节酸痛，舌苔薄腻质红，脉细。病由产后气血两虚，积瘀未清。治以补气养血，佐以化瘀。

处方：党参12克　白术9克　茯苓12克　炙甘草6克　山药12克　熟地12克　川断12克　桑寄生15克　益母草12克　6剂。

〔小结〕　此例属于继发不孕，兼患痛经，月经量少，根据初诊症状，由于肝郁肾虚，脾胃不健。故治法以疏肝益肾，健脾和胃，以后治法，仍守原意。以后月经调而怀孕，于2月分娩一女婴。

例十　何某　女　35岁　已婚

初诊：1975年3月24日。结婚8年，从未怀孕。现月经周期20天1次，7天净，量少色黑，行经期间，少腹作痛，平时稍感疼痛，每发于夜晚，昼间不甚疼痛，经期前后，面部浮肿，腹胀腰痛，矢气多，大便干，经前乳胀，末次月经于3月14日来潮，7天净，舌苔薄白腻，脉细。病因由于脾肾两虚，肝郁气滞。治以健脾，疏肝，益肾。

处方：党参12克　白术9克　茯苓12克　柴胡6克　川楝子9克　小茴香3克　路路通9克　川断12克　桑寄生15克　木香6克　9剂。

二诊：4月7日。服上方9剂，诸恙均见减轻，刻诊右胁隐痛，头晕，舌苔薄白，脉细，脾气虚弱。肝气怫逆，治以健脾平肝，理气软坚。

处方：党参12克　茯苓12克　地黄12克　白芍9克　枸杞子12克　菊花6克　生牡蛎15克　旋覆花9克（包）　川楝子9克　路路通9克　18剂。

患者在外地工作，要求丸剂治疗。

处方：妇科七号片（本院自制，附方于后）5瓶，每日2次，每次10片（汤剂服完后，续服丸剂）。

三诊：1976年5月27日。服上方18剂，续服妇科七号片5瓶后，月经正常，少腹及腰痛消除，末次月经1975年10月15日来潮后即怀孕，现妊娠7个半月，肢体浮肿，盗汗心慌，气短少寐，口干不欲饮，便干溲少，舌苔薄腻、质红，脉象滑数。病由阴虚阳亢，水湿停留。治以育阴潜阳，佐以利水。

处方：生龙骨15克　生牡蛎15克　麦冬9克　玄参9克　夜交藤12克　茯苓15克　泽泻9克　山药12克　川断12克　桑寄生15克　9剂。

〔小结〕　此例不孕患者主要症状是月经先期，量少色黑，平时下腹隐痛，经行痛势加剧，经前乳房作胀，面部浮肿，腰痛等。此乃肝失疏泄，脾失健运，肾脏又弱，故治法以健脾疏肝益肾为主，使脾健肝调肾强，三经协调，月经亦能正常。因此经过治疗8个月，于1976年7月剖腹产一女孩，产后母女都健。

附：妇科七号片

组成：柴胡　黄芩　败酱草　川楝子　赤芍　橘皮　生苡仁

上药共为末，制成片剂，每日2次，每次10片。

功能：疏肝调气，清化湿热。

癥瘕积聚

癥瘕积聚，男女皆有，但由于妇女生理上的特点，发病较多。癥和积是坚硬成形，推之不移，病在血分；瘕和聚是聚散无常，推之移动，病在气分。这是癥瘕积聚的根本区别。西医所称子宫肌瘤、慢性盆腔炎、输卵管阻塞等症，按中医学认识，都属于癥瘕积聚范围之内。子宫肌瘤，坚硬成形，其病变特点，是月经先期量多，或淋沥不断，以致气阴两伤，冲任不固。治疗方法：在经前或行经期间，以补气养阴为主，兼固冲任，主要控制月经，不使其如崩如漏；经净后，以软化肌瘤为主，故方中常用龟甲、鳖甲、牡蛎、乌贼骨、昆布、海藻、蛤壳、海浮石等，使肌瘤得以逐渐软化，甚至缩小。慢性盆腔炎、输卵管阻塞等，其症状有下腹痛，或下腹两侧痛，腰酸带下，或兼有包块，或状如索带。其主要病因都由于肝郁生火，脾弱积湿，湿热下注，气化失宣。治疗方法以疏肝调气为主，和脾化湿为辅。

例一　苏某　女　51岁　已婚　病历号：183579

初诊：1971年8月24日。患子宫肌瘤10余年，月经先期，15天1次，5～6天净，量多。近1年来，月经周期紊乱，先期15天，或后期50～90天，3～4天净，量多。末次月经8月2日来潮，3天净，头晕口苦，失眠便秘，舌苔薄黄腻、边有齿痕，脉细滑数。妇科检查：子宫肌瘤如孕8周大小。病由气阴两虚，痰气郁结。治以益气养阴，化痰软坚之法。方用生脉散加减。

处方：北沙参12克　麦冬9克　五味子6克　茯苓12克　夜交藤12克　女贞子12克　昆布12克　海藻12克　生牡蛎

15克　土贝母12克　莲子肉12克

以上法治疗14个月后，已绝经，宫体亦萎缩。

〔小结〕 此例属于癥积范围，患者已有10余年之久，月经先期量多，遂致气阴重伤。治以补气养阴，化痰软坚之法。调治年余，达到绝经，宫体亦萎缩，肌瘤亦相应缩小，基本达到痊愈。

例二　刁某　女　43岁　已婚　病历号：86976

初诊：1972年10月10日。患子宫肌瘤6年，月经量多，出血持续时间长，10余日方能净。末次月经9月28日来潮，12天尚未净，前4天量多色红，有紫色块。现感腹痛腰酸，面浮肢肿，便溏溲频，舌苔白腻质紫黯，且有瘀点，脉弦。妇科检查：子宫肌瘤如孕8周大。证属脾肾两虚，肝气郁结，冲任不固。目前治法，以健脾益肾，疏肝解郁，固摄冲任。

处方：党参12克　茯苓12克　山药12克　制香附6克　生牡蛎15克　川断12克　白芍12克　桑寄生12克　女贞子12克　枸杞子12克　莲子肉12克　生龙骨15克

经净后加土贝母、乌贼骨等化痰软坚之药，继续治疗。用上法治疗4个月，子宫肌瘤未见增大，月经周期为40~50天，5天净，月经量减少三分之二，临床症状明显减轻。

〔小结〕 子宫肌瘤已有6年之久，经行量多如冲，且又行经时间延长，腹痛腰酸，面浮肢肿，便溏溲频。证属脾肾两虚，肝失条达，冲任不固。治法以健脾益肾、疏肝解郁、固摄冲任，月经后再加软坚药物。治疗4个月，子宫肌瘤得到控制，月经量也减少，患者逐渐得以康复。

例三　邢某　女　38岁　已婚

初诊：1970年11月4日。发现子宫肌瘤半年，月经先期，周期20～23天，7天净，量多色红，有大血块，腹痛腰痛，神疲乏力，夜寐不安，小溲夜频，白带量多，舌苔薄黄有刺，脉象细软。妇科检查：子宫肌瘤如孕12周大。证属脾肾两虚，痰气凝结。治以健脾益肾，理气软坚。

处方：太子参12克　白术9克　山药12克　沙苑子12克　女贞子12克　生牡蛎15克　海藻12克　昆布12克　川断12克　阿胶珠12克　乌贼骨12克

〔小结〕　此例为肝脾肾三经同病，影响冲任两脉失司。根据症状分析，月经先期量多，由于脾虚不能统血；腹痛，由于肝失疏泄，气失调达；腰痛，腰为肾之府，肾虚故腰痛；白带量多，由于任脉为病，任脉总督诸阴，阴虚则任脉不固。治疗方法以健脾补肾为主，调气软坚为辅。治疗4个月，子宫肌瘤已缩小一半，月经周期亦得到正常。

例四　胡某　女　30岁　已婚

初诊：1974年12月17日。妊娠4月余，于1974年11月22日自然流产（死胎），恶露在产后11天左右干净。于12月14日（流产后第22天）在某医院检查子宫复旧情况，发现子宫仍如怀孕10周大，质硬，作超声波检查，确诊为子宫肌瘤。经该院介绍来我院治疗。

刻诊：腰背酸痛，纳差，大便偏稀，舌苔薄白，脉象沉软。治以健脾和胃，益肾软坚。

处方：党参12克　茯苓12克　甘草6克　山药12克　生牡蛎15克　扁豆9克　橘皮6克　昆布12克　川断12克　桑寄生15克　6剂。

另：三七末9克。如月经量多，早晚各加服1.5克，开水调服。

二诊：1975年1月6日。服上方6剂，月经于1974年12月26日来潮，10天净，前7天量多，有血块，后3天量少，色褐，腰酸，纳差，二便尚调。妇科检查：子宫体前位如孕8周大，舌苔薄白，脉象沉软，仍从前法。

患者将回西安，要求服丸剂。

处方：党参90克　白术60克　茯苓120克　橘皮60克　生牡蛎150克　昆布90克　海藻90克　山药90克　川断120克　桑寄生120克　1料。

上药同研末，炼蜜为丸，丸重9克，早晚各服1丸，经行照服。

三诊：1976年3月1日。自服汤剂及丸药3个月，检查子宫肌瘤如孕40天大小。11个月后，在解放军某医院检查，子宫已正常大小。现月经周期28～30天，7～9天净，量不多，色黑有小血块，经期少腹不痛，仅感下腹坠冷，大便偏稀，日1次。末次月经2月15日来潮，8天净，平时腰酸背痛，舌苔薄白、边尖刺，脉象细软。治以健脾强肾，理气软坚，仍拟丸剂。

处方：党参90克　白术90克　茯苓120克　橘皮60克　木香60克　菟丝子90克　山药120克　生牡蛎150克　狗脊90克　桑寄生150克　1料。

上药共研末，炼蜜为丸，丸重9克，早晚各服1丸，经行照服。

〔小结〕　此例子宫肌瘤，主要症状有月经量多，时间延长，腰背酸痛，大便偏稀等。通过脉证合参，病由脾肾两虚。脾主统血，脾虚则统摄无权，故月经量多；腰为肾府，肾虚则腰背酸痛。故治法以健脾补肾，理气软坚，使脾健肾强，子宫肌瘤逐渐软化缩小，如此则才能达到治愈之目的。

用药方面：

健脾：可以采用党参、白术、茯苓、甘草、山药、扁豆。

补肾：可以采用菟丝子、狗脊、桑寄生、川断。

调气：可以采用橘皮、木香。

软坚：可以采用牡蛎、昆布、鳖甲。

采用三七，取其止血，又能化瘀。

例五 张某 女 30岁 已婚

初诊：1976年1月8日。1973年剖腹产1胎，胎儿脊椎裂死亡。1974年9月宫外孕，经保守治疗，愈后检查有盆腔炎。近1年多，经常腰酸，少腹胀坠且痛，带多，上月曾有一次下腹剧痛。最近检查，附件两侧均可触及索条状增粗，压痛明显，月经周期尚准，血色亦正常，末次月经于1975年12月24日来潮，5天净，大便稀，日2次，舌苔薄黄中微剥、边尖红有刺，脉象细软。证属肝郁气滞，脾肾两虚。治以疏肝，和脾，益肾。

处方：柴胡6克 白术9克 茯苓12克 甘草6克 木香6克 乌药6克 小茴香3克 牡蛎15克 川断12克 18剂。

二诊：2月12日。服上方18剂，腰痛，少腹胀坠已减，阴天少腹右侧有时仍感疼痛，时痛时止，大便仍稀，日2次，末次月经逾期5天，于1月29日来潮，5天净，舌苔深黄质绛、前半中微剥，脉细。肝郁脾虚，中有蕴热。治以疏肝健脾，佐以清热。

处方：柴胡6克　白芍9克　制香附6克　木香6克　乌药6克　党参12克　白术9克　茯苓12克　黄芩6克　六曲12克　6剂。

三诊：2月23日。上方服6剂，前几天因未服药，少腹胀坠痛又发作一次，今日痛轻，胃脘灼热不适，大便仍稀，舌苔中根黄垢、质绛、前半微裂，脉象细软。治以疏肝健脾，清热和中。

处方：柴胡6克　黄芩6克　制香附6克　木香6克　白术9克　茯苓12克　甘草6克　六曲12克　楂炭12克　川楝子9克　6剂。

四诊：3月3日。服上方6剂，少腹胀坠疼痛已除，胃脘灼热亦减，晨起有痰，大便日2次，已成形，月经逾期4天未至，舌苔前半薄白、中剥根淡黄，脉软。肝脾不和，冲任失调。治以和肝脾，调冲任。

处方：柴胡6克　白芍9克　制香附6克　白术9克　茯苓12克　甘草6克　橘皮6克　鸡血藤12克　泽兰12克　苏梗6克　6剂。

五诊：4月5日。末次月经于3月5日来潮，6天净，量色正常。现月经应期未至，带多，色白质稀，大便近又偏稀，日2次，便前腹痛，腰部有时酸痛，舌苔薄黄根垢、前半微剥，脉象沉细。治以健脾益肾为主，佐以疏肝。

处方：党参12克　白术9克　茯苓12克　甘草6克　山药12克　制香附6克　木香6克　川断12克　桑寄生15克　生牡蛎15克　6剂。

六诊：4月23日。月经逾期48天，自觉心烦泛恶，口干欲饮，大便成形，日2次，舌苔黄腻中垢，脉象细软。尿妊娠试验：阳性。怀孕之后，脾胃不和，心肾不交。治以健脾和胃，宁心益肾。

处方：白术9克　茯苓12克　山药12克　橘皮6克　木香6克　黄芩6克　川断12克　桑寄生15克　麦冬9克　9剂。

〔小结〕　此例主要由于肝郁气滞，脾肾两虚，影响冲任失调，故治法先以疏肝理气为主，佐以健脾益肾。后又现热象，故治法以疏肝和脾，佐以清热。经治疗3个月，诸恙渐愈，最后得以怀孕。

脏　躁

脏躁，主要由于忧虑郁结，于是肝脾受伤，心肾不交，症见悲伤欲哭，惊恐失眠，呵欠频作，甚至神志不宁，行动失常，并有周期性发作。治疗方法以疏肝和脾、宁心益肾，方剂采用《金匮要略》甘麦大枣汤加味，使忧虑得解，心神得宁，则诸恙可以渐愈。

病例　张某　女　41岁　已婚　病历号：32383

初诊：1976年5月20日。1972年10月，因子宫内膜异位症，行子宫全摘术，并将左侧卵巢切除。术后经常虚汗淋漓，手足浮肿，心跳失眠，悲伤欲哭，周期性发作，每在月中，心烦懊侬，到处乱跑，烘热阵作，胸闷泛恶，纳少寐差，右胁胀痛，二便频数，舌苔薄黄腻，脉象沉细。病由心肾两虚，肝胃不和。治以益心肾，和肝胃。

处方：甘草6克　淮小麦15克　大枣6枚　茯苓12克　合欢皮12克　麦冬9克　橘皮6克　扁豆9克　制香附6克　川断12克　9剂。

二诊：6月10日。服上方9剂，诸恙均见好转，睡眠亦较前安宁，二便正常，舌苔淡黄腻，脉象沉细。

治以健脾，宁心，疏肝。

处方：党参12克　茯苓12克　甘草6克　淮小麦15克　大枣6枚　麦冬9克　旋覆花6克（包）　橘皮6克　莲子肉12克　竹茹9克　9剂。

三诊：7月1日。服药后，诸恙均见改善，上月中旬患病时，仅感心烦胸闷，已不乱走，目前症状，头晕头痛，面浮肢肿，右胁作胀，口渴喜饮，大便偏稀，日1～2次，两腿酸痛，舌苔薄白、边有齿痕，脉象细软。治以健脾宁心，疏肝益肾。

处方：甘草6克　淮小麦15克　大枣6枚　党参12克　茯苓12克　山药12克　橘皮6克　木香6克　白芍9克　川断9克　9剂。

〔小结〕　此例属于现代医学更年期综合征范畴，患者由于手术之后，阴气受伤，阳气偏亢，而见心悸失眠，烘热自汗，神志不宁，悲伤欲哭，四肢浮肿，二便增多等症。分析以上病情，从中医理论来说，阴虚则阳亢，故心悸烘热；汗为心液，心阳亢则自汗出；心藏神，心营虚则神不宁，而悲伤欲哭；脾主四肢，脾弱则四肢浮肿；肾司二便，肾虚故二便增多。病在心、脾、肝、肾四经，且有脏躁现象。故治法根据《金匮要略》治脏躁方法，采用甘麦大枣汤加味，治疗将及3个月，诸恙渐见向愈。